不安の病

著

伊豫 雅臣

星 和 書 店

Seiwa Shoten Publishers

2-5 Kamitakaido 1-Chome
Suginamiku Tokyo 168-0074, Japan

Anxiety Related Disorders

by

Masaomi Iyo, M.D.,Ph.D.

はじめに

この本では、誰もが「そういうこともある」と思うような不安や行動が過剰となり、生活に支障をきたすほどになってしまう症状について、その心理的成り立ちと治療について取り上げます。「そういうこともある」と思われるような症状であるため、周囲からは「精神的に弱い」とか、「気のせいだ、精神力で治せる」などと誤解され、自分が精神的に弱いのではないかと落ち込んでしまうことも多いものです。しかし、これらが生活に支障をきたすほど重症であれば、精神医学的には病気であると同時に、治療によって改善して症状から解き放たれ、本来の社会生活を送れるようになる障害です。したがって、一人で悩まず、専門家の適切な診断と治療を受けることが必要です。

パニック障害では、外出時に心臓発作が起きるのではないか、倒れてしまうのではないかという不安があって、一人で外出できなくなったり、新幹線や飛行機に乗れないので仕事でもレジャーでも遠くに行くことができなくなったりします。また、対人恐怖（社会恐怖または社会不安障害）では、赤面やどもり、顔の引きつり、手の震えなどがあるために人の輪の中に入ることに強い不安や恐怖を感じてしまい、社会的な場面を避けてしまいます。ばかばかしいと思っても手洗いがやめられない、不潔に感じてどうしてもほかの人が触ったものは触れない、外から帰った子どもや遊びにきた子どもの友達にも家に上げるときにはお風呂に入れないと気がすまない、などの強迫性障害。体が痛い、しびれる、自分では体調が悪くてしかたないのに、どこの病院に行っても「異常がない」と言われてしまう。でもこんなに体調が悪いのだからどこかに異常があるはずだ、と病気が心配でたまらないという疼痛性障害や心気症。

このような症状がなくても、寝る前になるといろいろなことが心配になって不安でたまらなくなり眠れない、ただ誰かとほかの話をしているときには少し落ち着くけれど、家族からも心配ばかりしてしつこいといやがられてしまう。自分でも切りかえようと努力しているけれど、なかなか切りかえることができず、悩んでいる。このような悩みについて、まわりの人は「気にしすぎ」「神経質」「気持ちのもち方の問題」などと批判するばかりで、本人のつらさを理解してくれないことが多いものです。

これらの症状には薬物療法や精神療法が有効で、専門的な治療で治ることが多いのです。薬物療法では近年、選択的セロトニン再取り込み阻害薬（ＳＳＲＩ）など副作用の比較的少ない薬が開発され、不安障害への有効性の高さが実証されています。一方、精神療法としては、認知行動療法や森田療法などが有効な治療法としてあげられています。

一九五〇～一九七〇年代に英国において系統的脱感作やイメージ暴露、リラクゼーション法などの行動療法が発展し、米国でも独自に行動療法が発展しました。一九六〇年代半ばから米国で認知療法が成長を遂げ、一九八〇年代後半から行動療法と認知療法が融合して、認知行動療法として発展してきています。

森田療法は慈恵会医科大学精神科初代教授である森田正馬が開発し一九一〇年代から神経症治療に応用され始めたもので、その後現在まで用いられている治療法です。

ここでは、前記のような障害について、主に認知行動療法の理論に基づいた病気の解説とその治療法について説明し、一部森田療法での考え方や治療法について触れていきたいと思います。

私は、多くの患者さんたちに認知行動療法や森田療法の手法を取り入れた治療を提供するとともに、その患者さんたちから多くの示唆を得てきました。そのような経験の中から、不安の病に悩む方々に少しでもご自分の問題について理解し、またご家族など支援する方々に理解していただけるよう、本書を執筆しました。本書が少しでもお役に立てれば幸いと考えます。

二〇〇九年八月

伊豫　雅臣

謝辞

一九九七年一月から二〇〇〇年五月まで、浜松医科大学精神神経科にて森則夫教授や星野良一先生をはじめとした方々から森田療法を学ぶ機会を得ることができ、また二〇〇〇年に千葉大学精神医学に着任してからは、認知行動療法に関して、清水栄司先生や中里道子先生、渡邉博幸先生、三森真実先生たちをはじめとした教室員と勉強する機会を得ました。

本書は、そのような機会に学んだものに私自身の臨床経験を加えて執筆いたしました。さまざまなご指導に深くお礼申し上げたいと存じます。

●目次

●各章のポイント一覧

Ⅰ 不安とそれに関わる症状

―本人が気づかないうちに不安の反応が体に生じることがある。

―不安の症状は、動悸や過呼吸など「運動しているときに生じる症状」に似ている。

―普通の体の変化にもかかわらず不安になってパニックになる。

―正しいことでも、こだわると過剰な反応・行動が出現する。

―注意を向けると普段気づかなかった体の変化に気づき、正常なのに異常と受け止めて不安になる。

―自分の顔や視線、匂いなどに注意を向けると過剰にこだわるようになる。

―自動的に行っていることに注意を向けると動きはぎこちなくなる。

―人の脳は二つのことを同時に考えることはできない。

―過剰な気配りは疲れるだけでなく自己嫌悪にも陥る。

—パニック発作は一過性のものであり、死に結びつかない安全なものである。

—段階的に恐怖突入して、パニック発作が安全なことであることを体得することが治療である。

Ⅲ 社会恐怖（対人恐怖、社会不安障害）

—社会恐怖では、自分が低く評価され批判されるという自己否定的な思い込みがある。

—社会恐怖では、社会状況を危険地帯と考え、自己否定的な思い込みが活性化し、周囲を見ず自己に集中して、あとでくよくよと考えてしまう。

—社会恐怖の治療は薬物療法、精神療法ともに有用である。

—社会恐怖の治療では、社会状況に突入して、自己への集中をやめて周囲を観察し、あとでくよくよと考えることをやめることで、自己否定的な思い込み（認知の歪み）を修正する。

Ⅳ 強迫性障害

―強迫性障害の症状には強迫観念と強迫行為があるが、具体的症状はさまざまである。

―強迫性障害では、過剰な信念と自己の行為・思考への疑念、不安不快からくる強迫行為への衝動がある。

―強迫行為は不安や衝動を一時的に軽減するだけで、強迫性障害を持続させる因子となる。

―強迫性障害の治療は薬物療法、精神療法ともに有用である。

―強迫思考を消そうと努力するのではなく無視する。

―不安、不快、衝動は自己コントロールできないが、自然におさまることである。

―避けていることを行い、反応として行っていることをやめることが治療である。

―避けていることを点数化してできそうなところから段階的に行う。

―不安や衝動の変化を点数化することは大事である。

V 疼痛性障害と心気症

—注意を向けると感覚は鋭敏になる。
—痛みやふらつきなど、症状を避ける行動は症状の改善を妨げる。
—症状への注意の集中は症状を悪化させる。
—原因検索のための検査や受診は繰り返さない。
—症状のために避けている行動に段階的に挑むことが治療である。
—症状の点数化は治療上重要である。

I

不安とそれに関わる症状

1　不安とは

不安は、私たちが危険な状況、恐怖の状況にあるときに生じるもので、自分自身の身を守るための重要な危険信号です。不安があるので対策を練ることになるし、体も準備体操をしたようにすぐに動きだせる状態になります。一方で、はっきりと原因がわからないままで漠然と不安になる場合もあります。不安の原因がわかって対策が立てられ、安心であることが確認されれば、不安は不安でなくなります。

まずは、このような不安の発生の仕方について述べます。不安には、状況を認識する前に生じるものと、状況を認識して生じるものがあります。例えば、次のような場合です。

①　駅のプラットホームに立っているときに突然後ろから肩を叩かれ

4

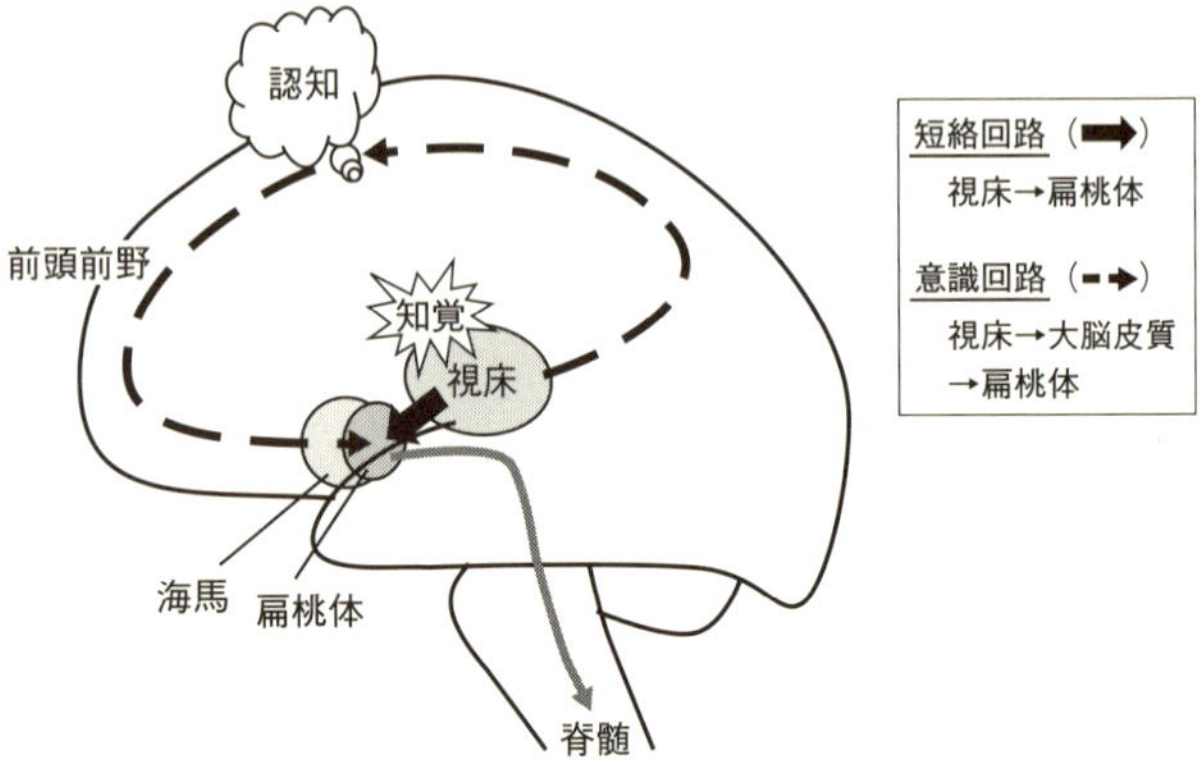

図1　不安の脳の回路

「あっ」と驚く。一瞬何が起きたのかと不安になり、振り返る。そこには友人がいて、ニコニコしながら「久しぶり」と話しかけてくる。「何だ、君か」と安心するが、*動悸《どうき》がしばらく続く。

②

夜中に一人で街灯のない道を歩いていて、誰かに襲われるのではないかと不安になり、徐々に動悸がしてきて、走ってそこを抜けないと危険だと思い、小走りになる。

***動悸**　心臓の鼓動がいつもよりも激しいこと。

これらはともに不安ですが、不安が生じるのに使用される脳の回路が少し違います。①は脳の短絡回路《たんらくかいろ》を介した不安であり、②は意識回路《いしきかいろ》を介した不安です（図1）。

短絡回路と意識回路について、次に説明します。

○短絡回路―外部や体内からの刺激は脳に届くとまず*視床《ししょう》という感覚のセンターに集まる。その一部が脳の奥にある*扁桃体《へんとうたい》に情報を伝える。このとき瞬間的に危険を察知するとこの扁桃体が興奮し、脳の各部位に警戒信号を出す。また脊髄《せきずい》にも信号を送り、不安反応である手の平の発汗、心悸亢進《しんきこうしん》、血圧上昇、*アドレナリンの急激な分泌などが起きる。これが脳が驚いたときに自動的に危険信号を送る短絡回路。この回路では、何に恐怖したのか理由がわかる前に体の反応が起きる。

○意識回路―視床からの情報が比較的長い回路を通過してから扁桃体に達するもの。視床を出た信号は次に*大脳皮質《だいのうひしつ》に行く。大脳皮質は入ってき

***視床**　脳のほぼ中央にある灰白質のかたまりで、下方から上行して大脳に達する知覚神経の中継地点。

***扁桃体**　脳の側頭葉内側にある神経細胞の集まりで、一時的に高まる喜怒哀楽や不安などの処理や記憶において主要な役割をもつ部位。

***アドレナリン**　副腎《ふくじん》から放出されるホルモンで、心臓や筋肉などを活性化して戦闘態勢に移行させるような役割をもつ。

た情報を分析して、恐怖・不安すべきかどうかを判断する。恐怖すべきと判断すると扁桃体に信号を送り、扁桃体は体に警戒信号を送り、体は警戒態勢に入る。そうすると体の不安反応が生じてくる。

＊大脳皮質　大脳半球の表層部分の灰白質。思考や言語などの機能を担う中枢が局在している。

ポイント
──本人が気づかないうちに不安の反応が体に生じることがある。

2　不安の身体反応──誰にでも起きる生理的な反応

（「パニック障害」の章（39ページ）参照）

不安や恐怖を感じたり、緊張したり恥ずかしいと思っている状況では、私たちの体はどのような状態になるのでしょうか。動悸、手に汗をかく、

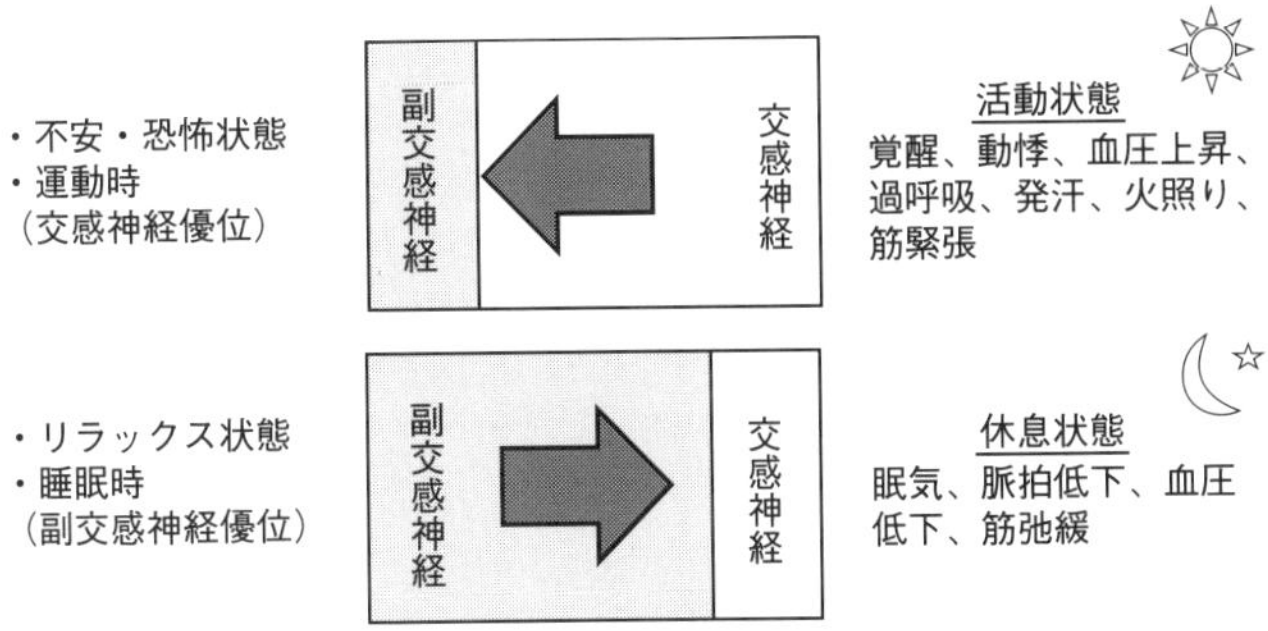

図2　不安と自律神経の働き

呼吸が速くなる、体に力が入る、火照《ほて》る、顔が赤くなる、体が緊張する、手が震える、声が震える、言葉に詰まる、眠れなくなる、驚きやすくなる、食欲がなくなる。これらは危険信号に対する動物の反応です。そしてこれらの症状のほとんどが自*律神経によってコントロールされています。この自律神経には興奮系の交*感神経と抑制系の副*交感神経があり（図2）、不安なときには交感神経が活発になって準備体操をしたときと同じような体の状態になります。

さて、ヒトも昔は野生に生きてい

＊自律神経　意志とは無関係に、血管や心臓、種々の内臓などの働きを自動的に調節する神経。交感神経と副交感神経がある。

＊交感神経　体内のさまざまな器官に広く分布する神経で、末端からアドレナリン（5ページの注参照）やノルアドレナリンが分泌して、生体を活動的にする。

ノルアドレナリンは、交感神経の末端から分泌される物質で、交感神経の支配を受けている細胞に神経刺激を伝達する。

ました。サバンナの草陰に隠れて近くにいるライオンに気づかれないようにしているとします。このとき、ドキドキと活発に心臓が動き、呼吸も速くなり、汗も出てきて、筋肉にも血が巡ってきてガタガタと震えてきます。不安が交感神経を活発化させ、すぐに逃げだせるような体の状態に変化させたのです。そんなときに悠長に寝ているわけにはいきません。目が冴え、頭もはっきりしてきます。不安、恐怖の状態では精神的にも身体的にもすぐに活動できる状態、運動会で五〇メートル走の位置

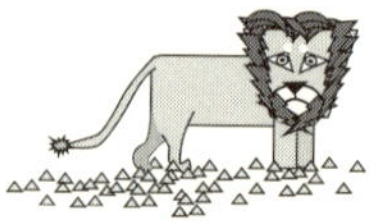

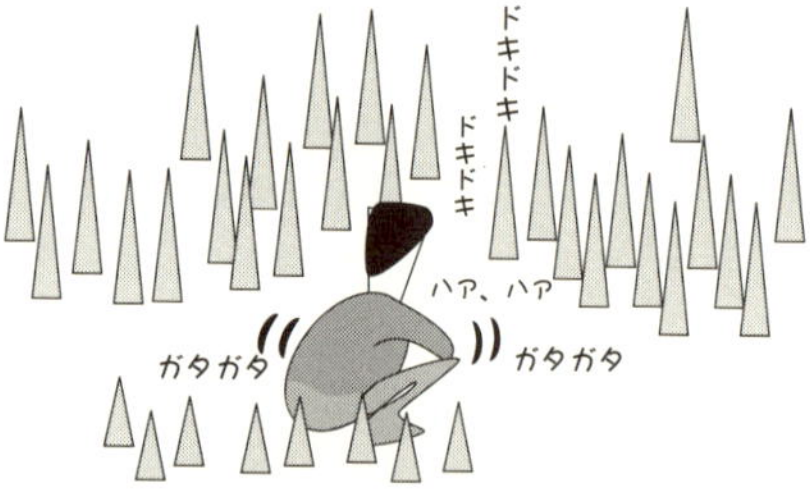

＊副交感神経　体内のさまざまな器官に広く分布する神経で、一般に生体を休息状態にする。この神経が興奮すると末端からアセチルコリンが分泌する。また交感神経と拮抗的に作用し、両者で自律神経系を形成している。
　アセチルコリンは、副交感神経と運動神経の末端から分泌され、神経刺激を伝達する。

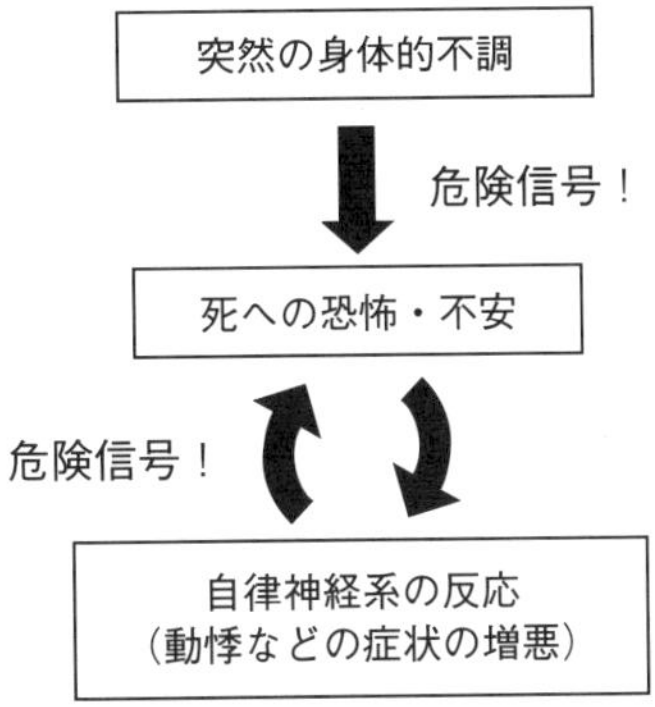

図3　パニック発作

について用意している状態と同じになります。

ただ、このように運動もしていないのに過呼吸*になると、脳が運動直後のように酸素不足と感じてさらに過呼吸となってしまう場合があります。いわゆる過呼吸発作であり、このときには体内が酸素過剰となって手のしびれや頭が白くなった感じになってしまいます。

パニック障害*では「生理的な普通の反応」に驚き、それを異常事態、危険信号と誤って認識してしまって不安になります。すると、

***過呼吸**　呼吸の回数が増えて、血中の炭酸ガスが減少し、血液が正常な範囲を越えてアルカリ性に傾いてしまう状態。

***パニック障害**　「パニック障害」の章（39ページ）参照。

この不安に体が反応して動悸などが生じ、それをまた危険信号と受け取ってしまい、さらに激しい不安が生じて、体はまた不安反応を起こし、そしてさらに……と悪循環に陥り、パニック発作につながります（図3）。このような体験をすると体の変化を危険信号と受け取りやすくなり、体の変化で不安のスイッチが入りやすい状態となります。蒸し暑いところに入ると蒸し暑くて息苦しいという感覚が不安の短絡回路のスイッチを入れ、無意識のうちに動悸などの体の不安反応が生じます。すると本人は「急に動悸が起きた」と今度は意識回路を介して不安になり、パニック発作に陥ります。患者さんたちからよく「天気によって体調が変わる」というお話を聞きますが、湿度や寒暖の急激な変化を知覚すると、それを「危険信号」と受け止めてしまい、体の不安反応が生じることによるものと思います。

ポイント

—不安の症状は、動悸や過呼吸など「運動しているときに生じる症状」に似ている。

—普通の体の変化にもかかわらず不安になってパニックになる。

3　正しいけれど過剰なこと

動悸がしてきて「心不全で死んでしまうかもしれない」「心臓に異常があるかもしれない」と不安になる。生死に関わることなので医療機関を受診して検査を受ける。このように不安になって受診することは正しいことです。しかし、医者に「異常がない」と言われても、「あんなに苦しかったのに何でもないなんておかしい」と思い、別の医療機関を受診し、また異常ではないと言われる。それでも、やはり不安でたまらない。また発作が起きるのではないかといつも考えて不安になってしまう。過剰に不安となり、外出できずに引きこもるなど社会生活にも障害が生じてしまう（パニック障害）。これは過剰といえるでしょう。

外出から帰ったら手を洗い、うがいをする。これは病気の予防には重要な正しいことです。しかし、家に戻ったらいつも「シャワーを浴びないと気がすまない」とか、子どもの友達を自宅に上げる前には「お風呂に入れないと気がすまない」（強迫性障害*）というのも過剰といえるでしょう。

このように不安障害では、確かに正しいことかもしれないけれど、それに異常にこだわってしまって常識から外れてしまうほどの行動を引き起こす過剰な不安が生じます。本人も頭の片隅に「過剰かもしれない」という思いがあり、「ばかばかしい」とも思うのですが、過剰な不安に負けて過剰な反応・行動をしてしまいます。

***強迫性障害** 「強迫性障害」の章（103ページ）参照。

ポイント
——正しいことでも、こだわると過剰な反応・行動が出現する。

4　体を観察してみれば——注意と体の反応

（「疼痛性障害と心気症」の章（139ページ）参照）

肩こりのひどい人は、何かに夢中になっているときには肩がこっていることを忘れていることが多いのです。しかし、休憩しているときに肩こりを感じるとどんどんこりがひどくなってきて、ときには吐き気を催すこともあります。では、何かに夢中になっているときには肩はこっていないのでしょうか。こっているはずです。ただ意識に上ってこないのです。

指にちょっとした傷があるときに、赤ちゃんをお風呂に入れるとします。

赤ちゃんをおぼれさせるわけにはいかないので赤ちゃんに注意が向いていて、指に傷があることを忘れてしまいます。でも一人で入浴するときに同じ傷を見ながらその指を湯船につけようとすると、その傷が湯船につかる前から、ズキンズキンと痛みだします（図４）。

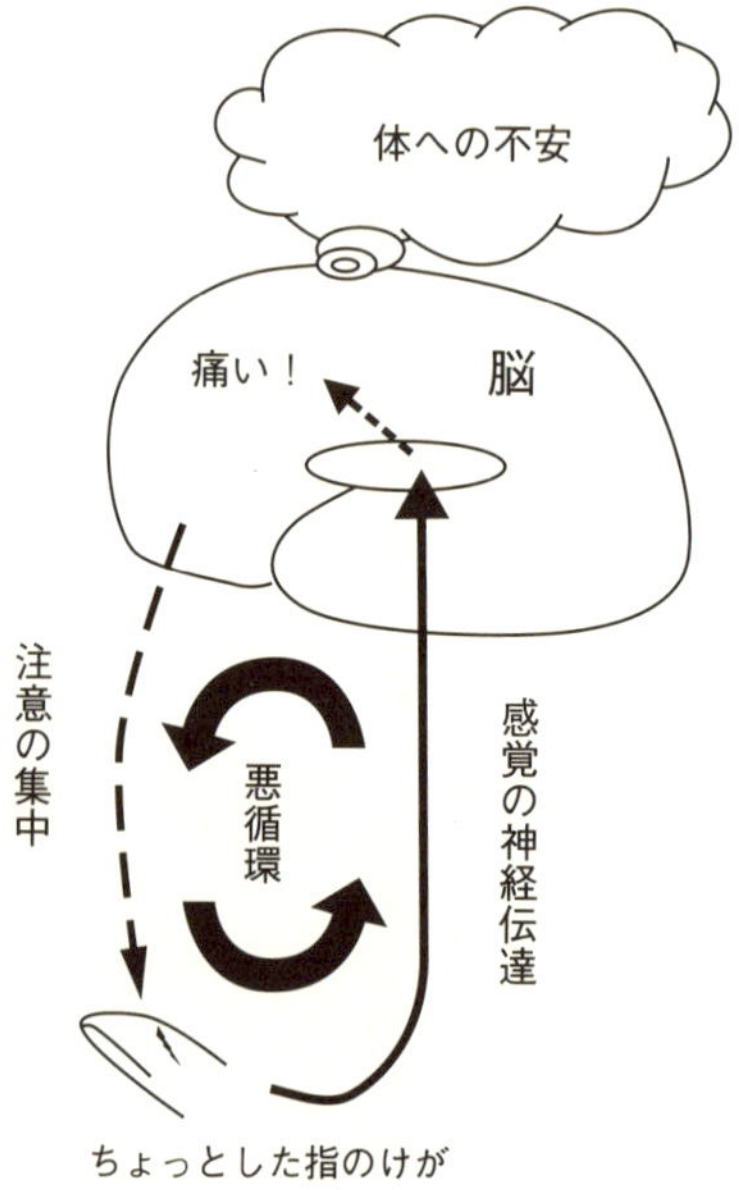

図4

今あなたは椅子に座ってこの本を読んでいるでしょうか。お尻が椅子にくっついているのがわかるでしょう。また腿が椅子の角に触れているのがわかるでしょう。それでは、この部分を読む前にそれに気づいていたでしょうか。

このように注意を向けると、普段は感じないことまで感じるようになります。普段は外部刺激や体内から来る信号は意識に上りません。これは「感覚の門」*が閉じているからです。しかし注意を向けると「感覚の門」が開いて、信号が意識に上ってくるようになります。もしこのようなシステムがなかったら、体に起きることすべてが意識に上ってしまって、考えごとも読書も何も集中してできなくなってしまうでしょう。

ところで、心臓の鼓動などは普段意識に上りません。しかし布団に入り、静かな状況で鼓動に注意を向けてみます。すると鼓動に気がつきます。それだけではありません。だんだん心臓が止まってしまうのではないかと不安になってしまいます。鼓動に気づく前から心臓は同じように動いていた

＊感覚の門　生体にとってあまり重要でない感覚刺激は意識に上らせず、重要な刺激は過剰に意識に上らせる機能。

はずなのに、気づくと不安になるのです。

このように、私たちは普段知覚していないことに注意を向けると、感覚が鋭敏になり、それに気づきます。すると普段感じていないことなので異常と感じてしまい、不安になるのです。気づかずに日常的に起きていることに気づいたときに、そのことは非日常的なことになり、不安が呼び起こされるのです。

ポイント

—注意を向けると普段気づかなかった体の変化に気づき、正常なのに異常と受け止めて不安になる。

5　微妙な発見

症例▶女子学生Aさん（十九歳）はある日鏡を見ていて、鼻が少し右に曲がってきていると思うようになった。それ以来、毎日数時間鏡に向かい、そのつど自分の鼻が曲がっていることを確認して落胆し、外出もしなくなった。友人や両親に話せば、前と変わらないし曲がってもいないと言われるのだが、結局、美容整形外科で修正してもらった。しかし、それでもまだ曲がっており、さらに今度は唇の形もおかしくなってきていると思うようになった。

さて、皆さんは毎日、鏡をどれぐらいの時間見るでしょうか。私たちは生まれてからずっと自分の目や鼻の形について、とくに疑問もなく眺め、それらの形状をとくに違和感もなく、何となく受け入れてきています。しかし、それらの形に気づくとかおかしいと感じ始めたらどうでしょうか。右の症例のように、その異常が気になり、毎日朝から何時間も鏡の前で自分の顔をじっと見つめて異常を確認します。ときには新たな異常を発見する。こんな異常な顔では人前に出られないと悩み、気分が落ち込み、引きこもる。ほかのことに関心をもてなくなり、いつも鏡の前でその異常を観察し、ときに決意して美容整形外科を受診します。これは*醜形恐怖《しゅうけいきょうふ》、*醜貌恐怖《しゅうぼうきょうふ》と呼ばれるものです。これも自分自身に注意を過剰に向けてしまって不安になり、さらに注意を向けるようになるという悪循環に入り込んでしまっている状態です。顔の形だけではなく、自分の匂い（*自己臭恐怖）やおなかの音、自分の視線（*自己視線恐怖）など、自分の体から外に向かいほかの人が気づくようなことに対して、不安、恐怖を抱く場合もあります。

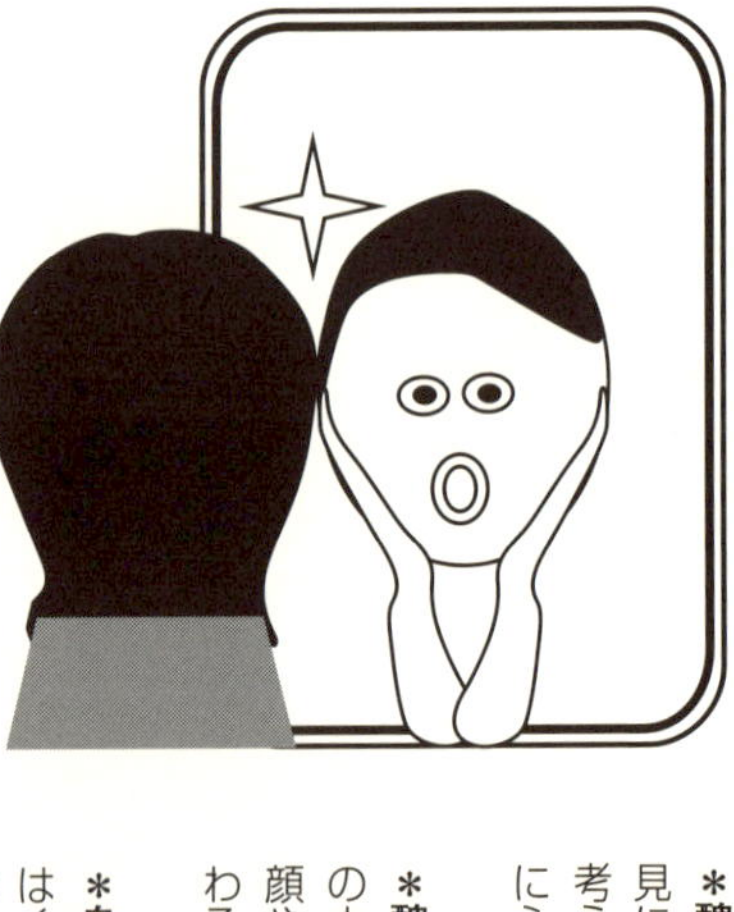

***醜形恐怖**　自分の外見に欠点があるという考えにとらわれ、過剰に心配する症状。

***醜貌恐怖**　醜形恐怖の中で、とくに自分の顔や鼻、目などにこだわるもの。

***自己臭恐怖**　実際にはくさくないにもかかわらず、「自分はくさい」と強く思い込み、過剰に心配する症状。

***自己視線恐怖**　自分の視線が相手から変に思われるのでは、と過剰に心配する症状。

ポイント
――自分の顔や視線、匂いなどに注意を向けると過剰にこだわるようになる。

6　意識したとき行動は？――無意識だからこそ自然

（「疼痛性障害と心気症」の章（139ページ）参照）

運動会の行進で右足を出したときに右手も出してしまう。ゴルフで練習のときには確実に決められるパターーが、絶対に入れないといけないという緊張場面では失敗してしまい、「今までどう打っていたのか」わからなくなってしまう。サッカーのペナルティーキックやバスケットボールのフリースロー、テニスのサーブなども似ています。これは無意識のうちに「自動的に動いている」ことを「意識的に動かそう」とするときに生じてしまう「ぎこちなさ」です。このように私たちは、無意識のうちに行っていることを改めて意識的にやろうとするとわからなくなってしまいます。そして不安になり、その次にそれをしようとするときには不安が高まり、よけいにわからなくなってしまいます。スポーツ選手の中には緊張したときに訳がわからなくならないように、細かな動きの一つ一つの手順を意識して練習している人もいるようです。そして本番のときにはその手順を確認しながら行うので、「失敗するのではないか」などというようなよけいなことを考える暇がなく不安にはならないので、緊張もせずにいつもど

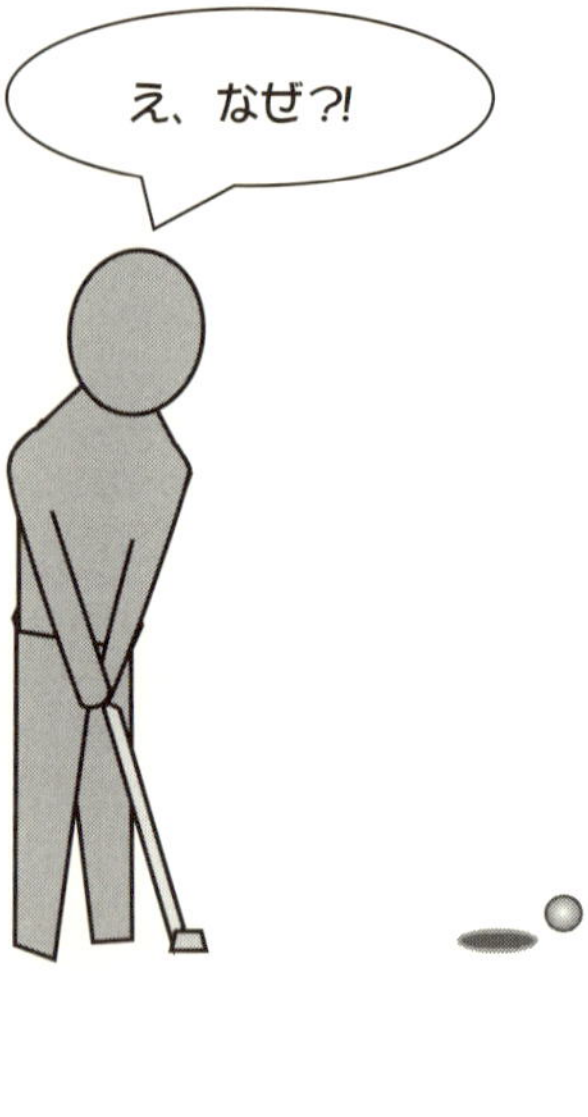

おりに行うことができるということになります。

最近、二本足で走ったり踊ったりするロボットが開発されています。二本足で立たせるには適切な姿勢を保つために常に微調整をしていると考えられます。では人間はどうでしょうか。私たちも同様に崩れるバランスを常に微調整しています。私たちは少しずつ崩れるバランス、すなわち「体の揺れ」を自覚するでしょうか。そんなことは無意識のうちに自動調整*されているので自覚しません。でも、もし体が揺れていることやふらつきに不安を感じてしまったらどうでしょう。おそらく体の揺れやふらつきを常に観察するとともに意識的に倒れないように努力します。そのため、自動調整ではなくなり不自然なバランスのとり方となり、揺れやふらつきがひどくなります。するとこのように〝ひどくなった〟揺れやふらつきに不安になり、さらに意識的に倒れないように努力して不自然なバランスのとり方をするという悪循環に入ってしまうことでしょう。

***自動調整**　体の平衡は、姿勢に関連する全身の知覚情報を統合して、反射的（自動的）に全身の筋肉を調整して保たれている。

ポイント
——自動的に行っていることに注意を向けると動きはぎこちなくなる。

7　頭が真っ白で何も考えられなくなる——人は二つのことを同時に考えることはできない（「社会恐怖」の章〈71ページ〉参照）

人の話をひと言ももらさずに聞いて理解しようとするとどうなるでしょうか。そして途中で、あっ、今の意味はよくわからなかったと思ってしまったらどうなるでしょうか。

また、スピーチのときに失敗してはいけないと思って話し始めたとします。そのときにちょっと言葉に詰まってしまって「あっ、失敗した」と思ってしまったら？

どちらも「あっ」と思った瞬間に「今の意味はよくわからなかった、どうしよう」とか「失敗した、どうしよう」と別のことを考え始めてしまっています。その間、相手の話は聞いておらず、また、本来考えるべき次に話すことを考えていません。

聖徳太子は七人が話すのを同時に理解したといいますが、私たちは残念ながら一つのことしか同時には考えられません。したがって「聞き逃してはいけない」と思えば思うほど、「言い間

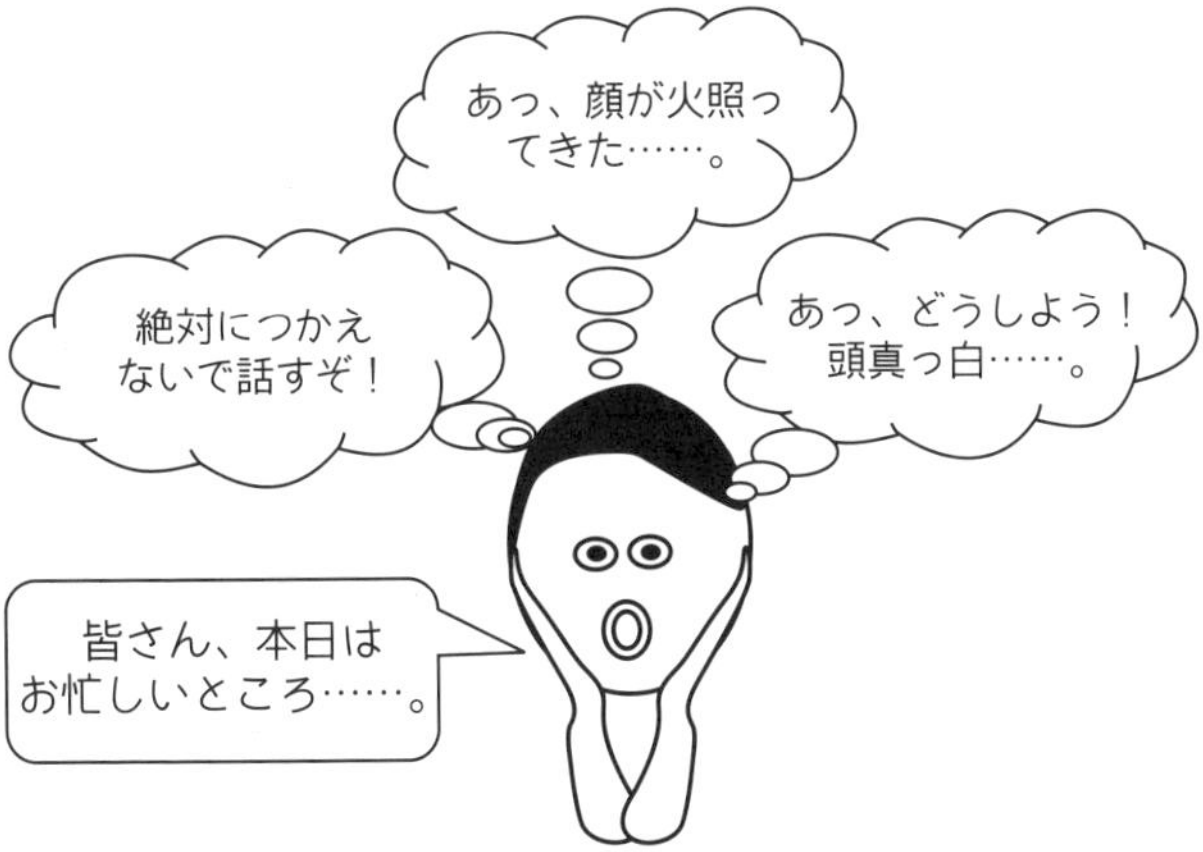
あっ、顔が火照ってきた……。
絶対につかえないで話すぞ！
あっ、どうしよう！頭真っ白……。
皆さん、本日はお忙しいところ……。

違えてはいけない」「失敗してはいけない」と思えば思うほど、そのことを考えてしまいます。注意を向けるべきところに注意が向かず、考えるべきことを考えなくなり、そのとき頭が真っ白になってしまいます。家に帰って一人でそのことを振り返っているときには、「あっ、今の意味はよくわからなかった」とか「あっ、失敗した」とか「どうしよう、どうしよう」と別のことに頭が働いていたことを忘れてしまっています。そして、まわりの人はうまくできなかった自分や赤面した自分をさげすんでいるのではないかとか、自分はだめだと悩んでしまいます。

ポイント

——人の脳は二つのことを同時に考えることはできない。

8　気を使いすぎてしまう――嫌われたくない

（「社会恐怖」の章（71ページ）参照）

相手を傷つけないように発言や行動に気配りをする。これは社会的に成熟した大人の行いです。しかし、それが過ぎると、頼まれると断れず、そのうちに仕事が溜まり、結局約束を果たせないという結果になります。そしてそんな自分を責めたり、頼んできた人たちに対して怒りを感じてしまいます。「断ればいいじゃないか」と言われるが断れない。結局、周囲からは「無責任」と思われているのではないかと落ち込むか、切羽詰まって相手を攻撃してしまうので、気を使っていたにもかかわらず相手との人間関係にヒビが入ってしまいます。

この過剰な気配りは「嫌われたくない」という不安に基づいている可能性があります。そして、その不安のために頼まれごとを断ったことがないので、断ったら本当に嫌われるのかどうか経験がないのです。だから断ろうとすると強い不安に襲われ、断れなくなる、という悪循環に入り込んでしまいます。気を使う人は、断るときには「言葉づかいなどに気をつけて」断るでしょう。だから断ったことによって人間関係が悪くなることは決してないのです。勇気を出して断ってみて、本当に嫌われるかどうか確かめる必要があります。

ポイント
――過剰な気配りは疲れるだけでなく自己嫌悪にも陥る。

9　不安の消去

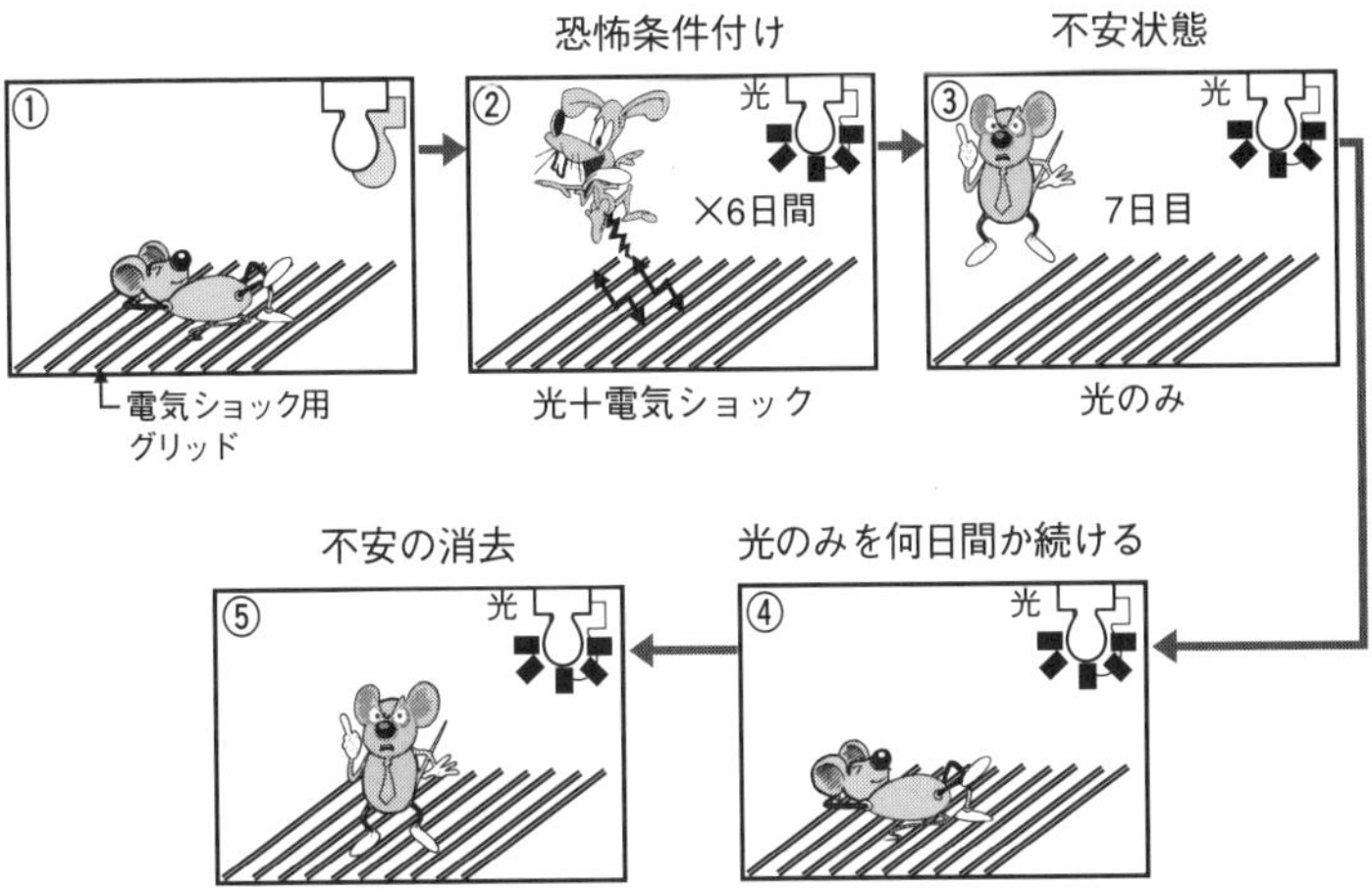

図5

不安は私たちの行動にさまざまな影響を与えます。不安だからいろいろ工夫して、よい結果を出すこともあるでしょう。しかし、不安なために生活に支障をきたしてしまったら、役に立たない不安となります。では、このような不安は消去できるのでしょうか。まず、ネズミの実験で見てみます（図5）。

ネズミを箱の中に入れ

ます。その箱の床には電気ショック用のグリッドが張ってあり、電灯もあります（①）。電灯をつける（条件刺激*）のに続いて電気ショック（無条件刺激*）をかけます。一週間ほど毎日何回かこれを繰り返すと（②）、ネズミは電灯がつくと電気ショックが起きるということを学習します（恐怖条件付け*）。そのあとに電灯だけつけると、ネズミは電気ショックが来るのではないかとじっと身構えます（③）。この構えているときが不安状態と考えられます。しかし、その後も何度も電灯だけつけて電気ショックをかけないようにすると、ネズミは電灯がついても身構えなくなります（④）。すなわち、電灯がつくことは電気ショックが来ることを知らせる危険信号ではない、と認識し直すので、電灯がついても不安になることがなくなります（⑤）。これを不安の消去といいます。

人で考えてみます。パニック障害では、お皿を洗っているときに動悸が少し起きて「死んでしまう」と不安になります。そしてソファーに横になって動悸がおさまるのを待つという行動をとります。このとき動悸は死に

＊条件刺激・無条件刺激　生体が本来もっている反応を無条件反応、その反応を起こす刺激を無条件刺激という。例えば、ねずみに電気ショックを与えると（無条件刺激）、恐怖で驚く（無条件反応）。無条件刺激の前に関係のない刺激を繰り返し与えると、関係のない刺激だけで無条件反応が起きるようになる。このような刺激を条件刺激という。

＊恐怖条件付け　無条件反応が「恐怖」の場合、条件刺激が本来不安や恐怖と関係のない

対する危険信号であり、立ったままでいると死んでしまうと不安になり、死なないようにソファーに横になって動悸がおさまるのを待つという安全行動をとっています。これを繰り返すと、このような安全行動をとらなかったら「死んでしまう」と信じ込んでしまいます。しかし、もし動悸が起きても立ったまま皿を洗い続け、死ぬことなく自然に動悸が消失すれば、動悸は死への危険信号ではないと体験を通して認識し、不安が消去されます。

*森田療法の入院治療では、*絶対《ぜったい》臥《が》辱《じょく》という期間があります。このときには外部からの刺激がなく、またよほどのことがない限り援助はありません。すると患者さんは不安になり、パニック発作様の症状を起こします。しかし、そのまま耐えざるをえません。するとパニック発作は何の対処行動もとっていないのに終わります。すると「何もしなくても発作は過ぎ去り、生きていた」ということになり、パニック発作は一過性の安全なものであったという体験を通して、おさまってきます。これを*煩《はん》悶《もん》即《そく》解《げ》脱《だつ》とい

ことであっても、その刺激が起きると恐怖を覚えるようになること。

＊森田療法　一九二〇年頃に精神科医、森田正馬が創始した神経症に対する精神療法。

＊絶対臥辱　森田療法で、食事、洗面、トイレ以外の気晴らしを禁じられて終日個室に横になって過ごすこと。あらかじめ「不安や症状は起こるままにしておく」よう指示される。

＊煩悩即解脱　絶対臥辱期では強い不安や苦悩に襲われることがよくあり、このとき不安をそのままにして耐え

いますが、まさに不安の消去といえるでしょう。

すなわち、不安のために避けていること（回避行動[*]）があれば、避けていることに突入していくことが不安の消去になります。また、恐れている状況に入るときにはいつも安全策をとっている（安全行動[*]）としたら、安全策をやめて恐れている状況に突入することが不安の消去になるのです。

ところで抗不安薬[*]という薬があります。この薬の不安に対する作用をネズミの実験で説明してみます。空腹のネズミの前に餌を置いておきます。ただし、餌にたどり着くには電気が流れているグリッドがあり、そこを通らなければ餌を得ることはできません。ネズミは餌をあきらめるか、電気ショックを受けても餌をとるかと、葛藤状態[*]になります。そのネズミに抗不安薬を注射すると、サッとグリッドを通って餌を取ってきます。すなわち、抗不安薬によって電気ショックを受ける不安・恐怖が減少して、餌を取ってくるようになるのです。


しのんでいると悩みが急速に消失すること。

＊回避行動　例えば、社会恐怖の人が人前に出るのを避けること。

＊安全行動　例えば、社会恐怖の人が人前に出るときにうつむいて周囲を見ないようにすること。

＊抗不安薬　不安定な精神症状を改善する薬。付録「不安障害の薬物療法」（171ページ）参照。

＊葛藤状態　二つ、あるいはそれ以上の相容れない欲求が同時に存在し、そのどちらを選択するかに困惑してい

ポイント
――不安なことを避けていると不安が強まる。

10　不安は行動を制限する、そして暴露は不安を減らす
――恐怖突入

あなたは深い谷にかかる絶対安全な吊り橋を渡ろうとします。「もしかしたら縄が切れて谷に吸い込まれるように落ちてしまう」と考えるかもしれません。慣れている人は、安全なのに一歩足を前に進めないあなたを笑うかもしれません。しかし、どれぐらい多くの人がはじめてのときに一歩足を進めることができるでしょうか。ほとんどの人は、一歩足を前に進めたら「死ぬかもしれない」という不安な状況では、普段は何でもない一歩

る緊張状態。文中の例では、餌を取るには電気ショックを受けるのが避けられない状況で、餌は欲しいが電気ショックは受けたくないので、どうしたらよいか悩んでしまうこと。

を踏みだすことができなくなってしまうでしょう。生命に関わることですから、恥ずかしいことでも、勇気がないということでもありません。では、誰か信頼のできる人が「ここは心配のいらない場所である」と教えてくれて、いっしょに歩いてくれれば、不安が減少して歩き出すことができる、*恐怖突入ができるでしょう。そして何度か歩くと「ここは心配のいらない場所である」と感じて一人で歩くことができるようになります。絶対に安全なのに「落ちて死ぬ」と考えてしまうことが認知《にんち》の歪《ゆが》み（34ページ）です。それに対して「心配のいらない場所である」という心理教育を行い、手を引くことにより不安が軽減した状況から恐怖突入（*暴《ばく》

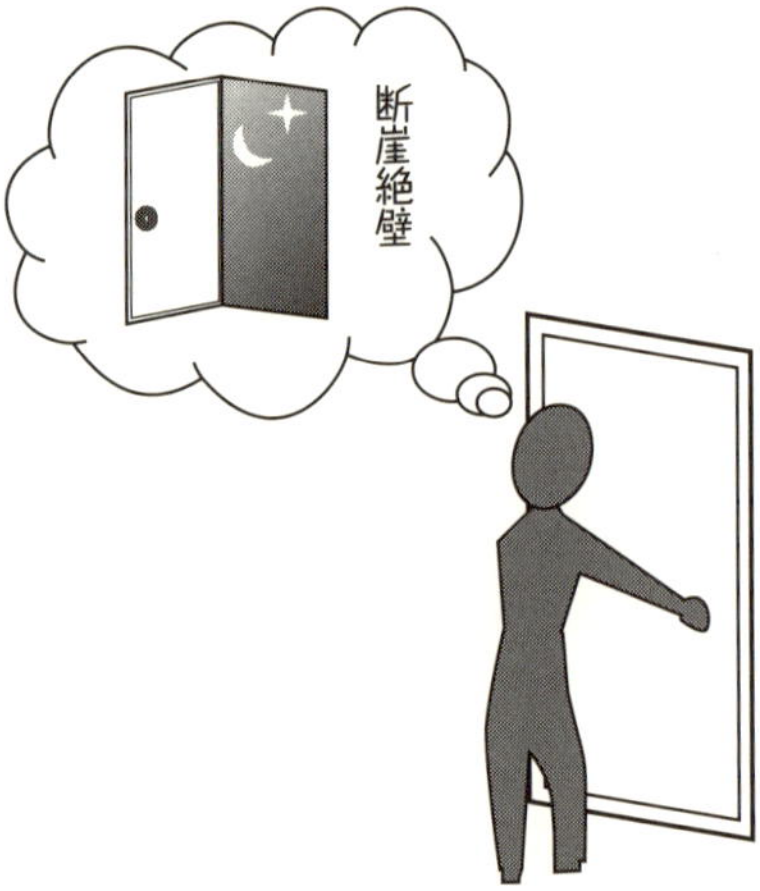

＊恐怖突入　不安や恐怖のために避けている場所や状況に突入すること。

＊暴露　不安や恐怖のために避けている場所

露《ろ》）を行い、その行動を通して徐々に不安を減らします。不安度の低いところから段階的に暴露していき、不安を消去していくのです。このような段階的暴露*は認知行動療法*でよく用いられる方法です。

　最近眠れない、うつ病か何かになっているのではないか、と奥さんと受診したとしましょう。奥さんによれば「いびきをかいているので寝ていると思う」。ご本人は「眠れないと明日の仕事に差し支えるので困る」ので「今日こそは眠るぞ、今日こそは眠れるように」と考えながら布団に入っている。ご本人は眠るぞと気合いを入れて布団に入り、眠れないと「また眠れない」と焦り、不安になっています。さて、気合いを入れるというのは頭と体を覚醒させることであり、焦りや不安も交感神経系が活発になって覚醒してしまいます。したがって、この方は起きる準備をしながら「寝よう」としているのです。では気合いをなくし、眠れないことへの焦りや不安をなくす方法とは何でしょうか。恐怖突入は何でしょうか。「一日か二日ぐらい、眠れなくてもよい」「何日眠れないか試してみよう」と、ま

や状況にさらすこと。

***段階的暴露**　回避している場所や状況が複数あるとき、不安や恐怖の小さい順にさらしていくこと。

***認知行動療法**　症状の発現や維持に関連する行動や認知の問題を、学習理論などの行動科学理論や行動変容の技法を用いて修正していく治療法。

ず覚悟して布団に入ることでしょう。

ポイント
——不安へは段階的なほうが突入しやすい。

11 認知の歪み

認知とはなんでしょうか。最近痴呆《ちほう》が認知症と呼ばれるようになり、認知という言葉がよく知られるようになりました。認知症で取り扱われる認知はいわゆる記憶力や状況から時間や場所などの見当をつける機能、簡単な計算、よく行うことの手順のことです。それらを忘れてしまうなど、機能が以前に比べて徐々に低下していってしまうのです。

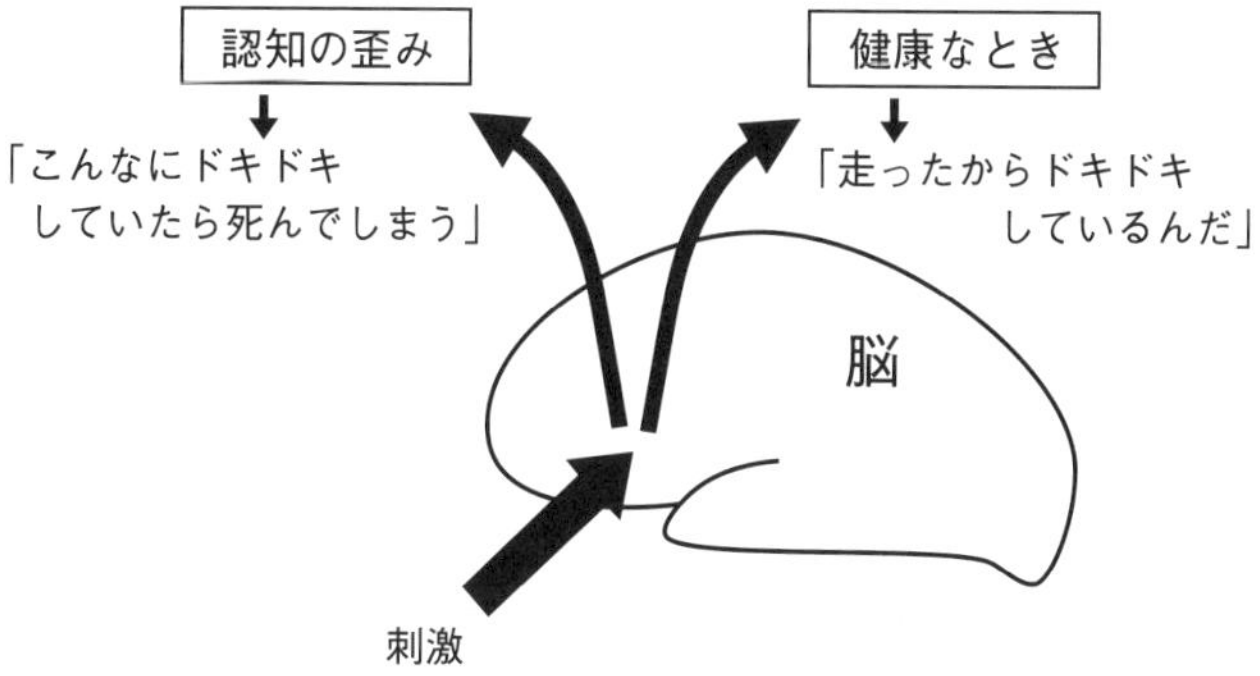
認知の歪み
「こんなにドキドキ
していたら死んでしまう」
健康なとき
「走ったからドキドキ
しているんだ」
脳
刺激

図6

ここでは、感覚器官を通して外界の事物や身体内部の状態を知って（知覚）、それがどのようなことであるかを判断することを認知といいます。ですから、ここでいう認知の歪みは、認知症で使う認知機能の低下とは異なるのです。

例えば、胸がドキドキしてきます。これは誰もが心臓の鼓動が速くなったり大きくなったと知覚します。しかし、その後、走ってきたからその反応として起きていることとか今驚いたからその反応として起きていることと思うかもしれません。家でリラックスしているときに起きたとしても「寝不足だったから少し動いただけでドキドキしている」などと普通に体に起きる出来事だと受け止めます。ところが、パニック障害の人はドキドキがあると「心不全を起こして死んでしまう」と最悪の事態を即座に思い浮かべてしまい、ほかの理由を思いつくことができずに不安になってしまいます（図6）。これが認知の歪みです。また、多くの人が触る手すりに触れても、健康なときには何も考えません。しかし、エイズ恐怖をもつ強迫性障害*の人は、ばかばかしいと思いながらも「エイズに感染してしまうかもしれない」と考えて不安になってしまう。このように、健康なときには思い浮かばないようなことが自動的に浮かんで不安になってしまいます。これも認知の歪みになります。

このように、体の中からくる感覚や外部からの刺激を知覚してそれがどういうものか認識することを認知といい、健康なときとは異なった認識をしてしまうことを認知の歪みというのです。

***強迫性障害**　「強迫性障害」の章（103ページ）参照。

ポイント

——認知の歪みとは安全なことを危険なことと自動的に考えてしまうこと。

Ⅱ

パニック障害

突然、動悸《どうき》*がしてきて、「このまま死んでしまうのではないか」という強い不安に襲われるというパニック発作を経験します。心臓が悪いのではないかと医者にかかりますが、医者は心電図をとり、採血をし、そして「どこも異常はありませんよ」と言います。しかし、死にそうなほどつらかったのだから、本当は何か重大な病気になっているのに見逃されているのではないかと不安で、また起きるのではないかという予期不安*をもつようになります。そして、人前でパニック発作を起こして「倒れてしまったら」「不安に耐えられなくて、おかしな行動をしてしまったら」他人に迷惑をかけるし、みっともないからと、外出することができなくなります。新幹線は停車駅の間隔が長くて発作が来たときすぐに降りるなど対処できなくて乗りたくない。また、走ったり階段を昇ったりすると動悸が起きるので、そのままパニック発作につながるのではないかと気が気でない。このような障害をパニック障害といいます。

＊動悸　心臓の鼓動がいつもよりも激しいこと。

＊予期不安　一度パニック発作を起こしたあと、また起こるのではないかと不安になること。45ページ参照。

1　パニック発作

さてパニック障害のパニックとは、何に対してパニックになっているのでしょうか。大地震が起きた、洪水が来た、雪崩が起きた、逃げ場のないところで雷が鳴っている。私たち人間の力では今起きている大地震や洪水、雪崩を止めることはできません。生命に危険が及んでいるのに自分の力で対処できないとき、私たちは不安になり、焦り、パニックに陥ります。

パニック障害では、動悸など自分の体

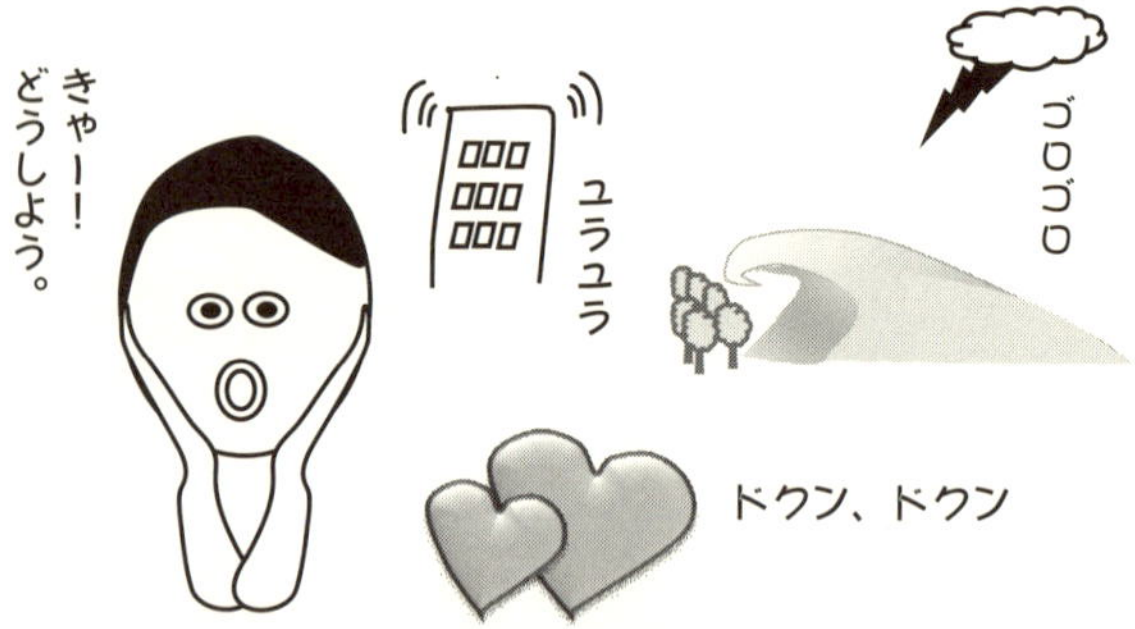

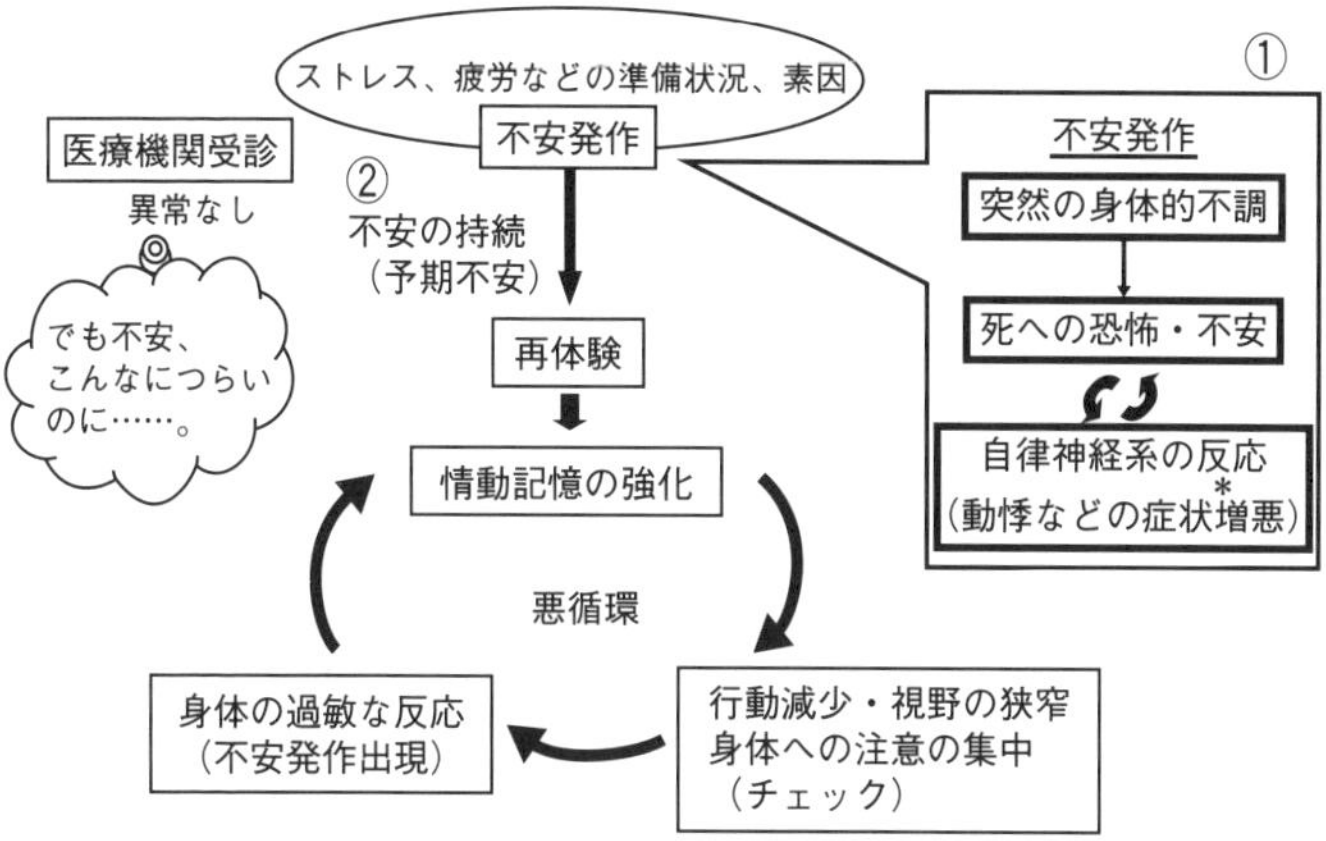

図7　パニック障害

の中で起きていることに対処できずにパニックになっています。しかしどんな人でも、動悸が始まったときに自分の意思で動悸を止めることはできません。そのことは小さい頃から体験して学習してきているはずです。ただ考えたことはなかったかもしれません。もしこの動悸に対して、「死につながる危険なものだ」「今までに経験したことがないものだ」「どうして起きるのか

＊**増悪**　症状がいっそう悪くなること。

わからない」などと感じると、「まだ動悸が止まらない」と不安になり、「早くおさまれ」と焦ってしまうのです。

不安になり、焦ると、人間の体はどう反応するでしょうか。交感神経系*が活発となり、さらに動悸は激しくなり、冷や汗や過呼吸*などほかの症状も出てきます。するとさらに不安になり、その不安からまた交感神経系が活発になるという悪循環に入り込み、動悸はおさまるどころか一気に激しさを増してきます（図7の①）。自分の体をコントロールできなくなり、不安をコントロールできなくなり、〝パニック〟に陥ります。これがパニック発作です。

ポイント

―パニック発作とは、動悸など体の変化を危険信号ととらえて不安になり、不安への体の反応にさらに不安になること。

＊交感神経　体内のさまざまな器官に広く分布する神経で、末端からアドレナリンやノルアドレナリンが分泌して、生体を活動的にする。

アドレナリンは、副腎《ふくじん》から放出されるホルモンで、心臓や筋肉など体を活性化して戦闘態勢に移行させるような役割をもつ。

ノルアドレナリンは、交感神経の末端から分泌される物質で、交感神経の支配を受けている細胞に神経刺激を伝達する。

＊過呼吸　呼吸の回数が増えて、血中の炭酸

ガスが減少し、血液が正常な範囲を越えてアルカリ性に傾いてしまう状態。

2　予期不安と広場恐怖

このような状態になったらどうするでしょうか。まずは医療機関に行く人が多いと思います。救急車で行く人もいるでしょう。しかし、到着した頃には症状はおさまっていて、心電図検査や血液検査をして「異常なし」と言われます。いつもなら「異常なし」と聞いて安心するのですが、「あんなに苦しかったのに異常がないなんておかしい」と不安を抱えながら帰宅することになります。別の医療機関に行ってさらに検査してもらう人もいるかもしれません。しかし結果は同じで「異常なし」です。異常なしと言われれば言われるほど「あんなに苦しい発作」なのにと、さらに不安は高まっていきます。

一度このような「理由のわからない発作」を経験すると「また起きるのではないか」と常に心配するようになります。これを予期不安（図7の②）

といいます。そして人前で発作が起きて、倒れたり、不安で変な行動をしてしまったら困ると考え、外出を控え、人ごみに入るのを控えます。発作が起きそうなときや起きたとき、不安になったときに逃げることが困難なバスや電車、ましては飛行機などには絶対に乗らなくなります。これを「広場恐怖」*といいます。広場恐怖は英語でagoraphobiaです。agoraは古代ギリシャで行われていた政治的な人民集会のことをいい、加えて、集会が行われていた広場のことをいうそうです。phobiaは恐怖です。したがって、広場恐怖でいう広場とは、人が集まるところや集まるための場所のことです。広場恐怖というのは、人が集まることや集まる場所に対して恐怖を抱き、そこに行かなくなるということです。

ポイント

―「また発作が起きるのではないか」と不安になるとパニック発作が起きやすくなる。

***広場恐怖**　パニック発作、またはパニック発作様症状が、予期しないで、または状況に誘発されて起きたときに逃げることが困難であるかもしれない（または恥ずかしくなってしまうかもしれない）場所、または助けが得られない場所にいることについての不安。

3　パニック障害の認知の歪み

パニック障害における認知の歪みとはどのようなものでしょうか。動悸は人間であれば誰にでも起きるし、小さいときから走ったあとに経験しています。パニック障害における認知の歪みは、この誰にでも起きる動悸を死に至るものとか異常なものと即座に考えてしまうこと

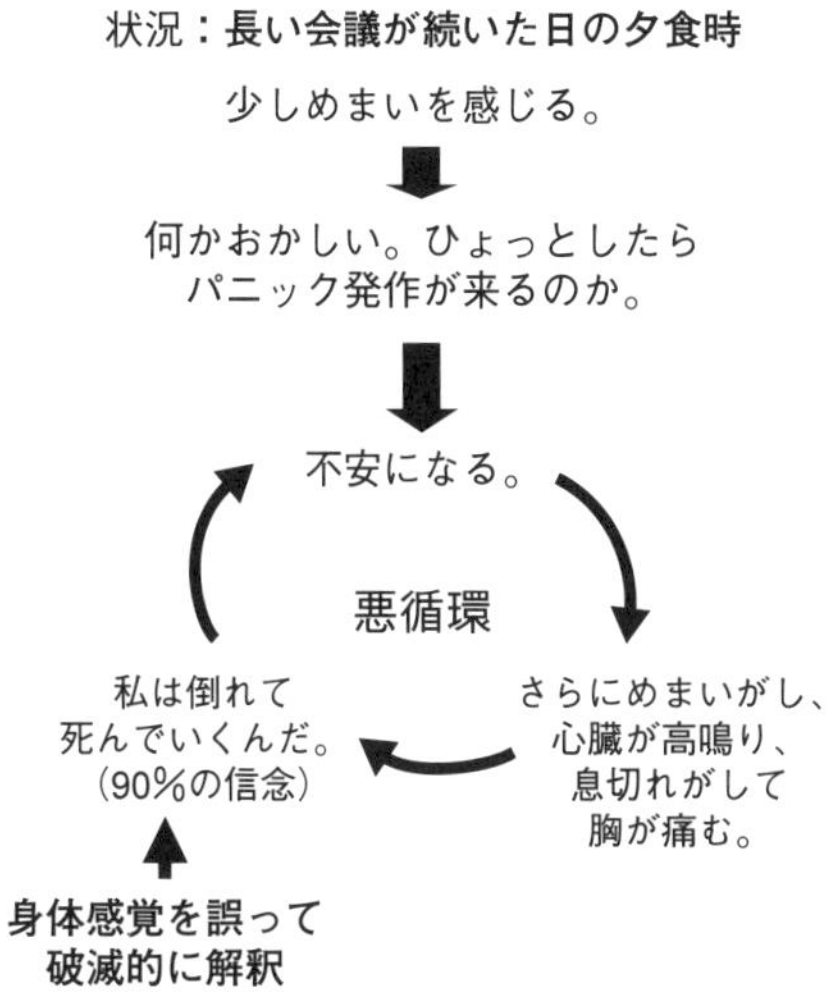
状況：長い会議が続いた日の夕食時
少しめまいを感じる。
何かおかしい。ひょっとしたら
パニック発作が来るのか。
不安になる。
悪循環
さらにめまいがし、
心臓が高鳴り、
息切れがして
胸が痛む。
私は倒れて
死んでいくんだ。
（90％の信念）
身体感覚を誤って
破滅的に解釈

図8　パニックのしくみと認知の歪み

です。すなわち「ドキドキ」を即座に「死への危険信号」と認知してしまうところが歪みということになります（図8）。

ポイント
――パニック障害では、正常な体の変化を危険信号と自動的に受け取るという認知の歪みがある。

4　認知の歪みを持続させる理由は何か

では、なぜ、この認知の歪みは持続してしまうのでしょうか。
一つは、発作の原因に対しての異常なしに納得していないからでしょう。
もう一つは、その発作が起こらないようにするために発作が生じるような行動をとらない（回避行動*）からです。そのため行動を通して「動悸は危険なものではない」という体験をしないために、認知の歪みは修正されずに続いてしまうのです。

「今まで何度か発作が起きたけど死んでいないですね」と尋ねてみると、「死にそうになっています。でもすぐに横になりますから」とお答えになります。

死んでいないことは発作は生命の危険につながらないということの理由にはなっていないのです。そして、走ることもできなくなり、外出もできなくなり、一日中また発作が来るのではないかと脅え、しょっちゅう手を脈に当てて「大丈夫か」と心配する。またちょっとした脈の動きにも不安となり、脈が速くなると「やはり発作が起きやすくなっている」と確信する。このことから走らないことや外出しないこと、体を観察していることも認知の歪みが続く原因になっています。

また、不安によってその発作が起きていることを説明しても、「発作が

＊回避行動　30ページ参照。

はじめて起きるまで、不安でそんなに激しい発作を起こしたことはなかった」ので、この体の発作と不安が結びついていないことが多いのです。

このように、発作への正確な知識と、いつも発作が起きるのではないかと自分をチェックしているために発作の予兆を発見していること、そして安全行動*をしているために行動を通しての安全性の確認ができていないことが、パニック障害の認知の歪みを持続させる因子となります。

森田療法では、例えば動悸が起きるのではないかと動悸など感覚に注意を集中することをヒポコンドリー性基調*と呼んでいます。そしてそのことにより感覚が鋭敏化し不安などの体の反応が生じさらに不安になることを精神交互作用*と呼んでいます。

「いたずらに病苦を気にするという精神的基調（ヒポコンドリー性基調）から起こり、（中略）注意はつねにその一定の感覚に集中し、注意が深くなれば感覚も鋭敏になり、感じが強ければしたがって注意

＊安全行動　30ページ参照。

＊ヒポコンドリー性基調　森田療法で用いられる用語で、自分の心身の状態や変調などに過敏に反応する傾向をもつ、生まれもった神経質の素質のこと。

＊精神交互作用　森田療法で用いられる用語で、ある感覚に注意を集中すると、その感覚は鋭敏になり、この感覚鋭敏はさらにますます注意をその感覚に向けてしまい、その感覚をますます増強にするという精神過程。

もこれに集中するようになって、次第にその異常感覚を増強していく（精神交互作用）ものである」

ポイント
―不安な状況を避けていると、認知の歪みは強化される。

5　パニック障害の治療

選択的セロトニン再取り込み阻害薬*（ＳＳＲＩ）や抗不安薬を用いた薬物療法と、認知行動療法*や森田療法*などを用いた精神療法*があります。これらは症状により単独で行われる場合もあり、両者を組み合わせることもあります。薬物療法は非常に有効な治療ですから、専門医とよく相談して

＊選択的セロトニン再取り込み阻害薬（ＳＳＲＩ） 175ページ参照。

＊認知行動療法　症状の発現や維持に関連する行動や認知の問題を、学習理論などの行動科学理論や行動変容の技法を用いて修正していく治療法。

＊森田療法　一九二〇年頃に精神科医である森田正馬によって創始された神経症に対する精神療法。

＊精神療法　医師や臨床心理士などが、患者

ください。治療薬剤に関しては、付録「不安障害の薬物療法」（171ページ）を参考にしてください。

パニック障害の認知行動療法では、以下の三つの要素が重要になります。

①不安と体の反応について知ること。
②パニック発作は不安と体の反応の相互作用によって起きてくることを知ること
③回避行動*にチャレンジしたり、安全行動*をやめて、パニック発作が安全であることを体験する、またはパニック発作が起きそうでもコントロールできることを体験すること。

①と②については、「不安とそれに関わる症状」の章（6ページ）ですでに述べてあります。問題は③です。ところで、「身を捨ててこそ浮かぶ瀬もあり」という諺があります。焦っていると泳げる人でも溺れてしまいま

との対話によって患者の苦痛を取り除いていく治療法。

＊回避行動、安全行動 30ページ参照。

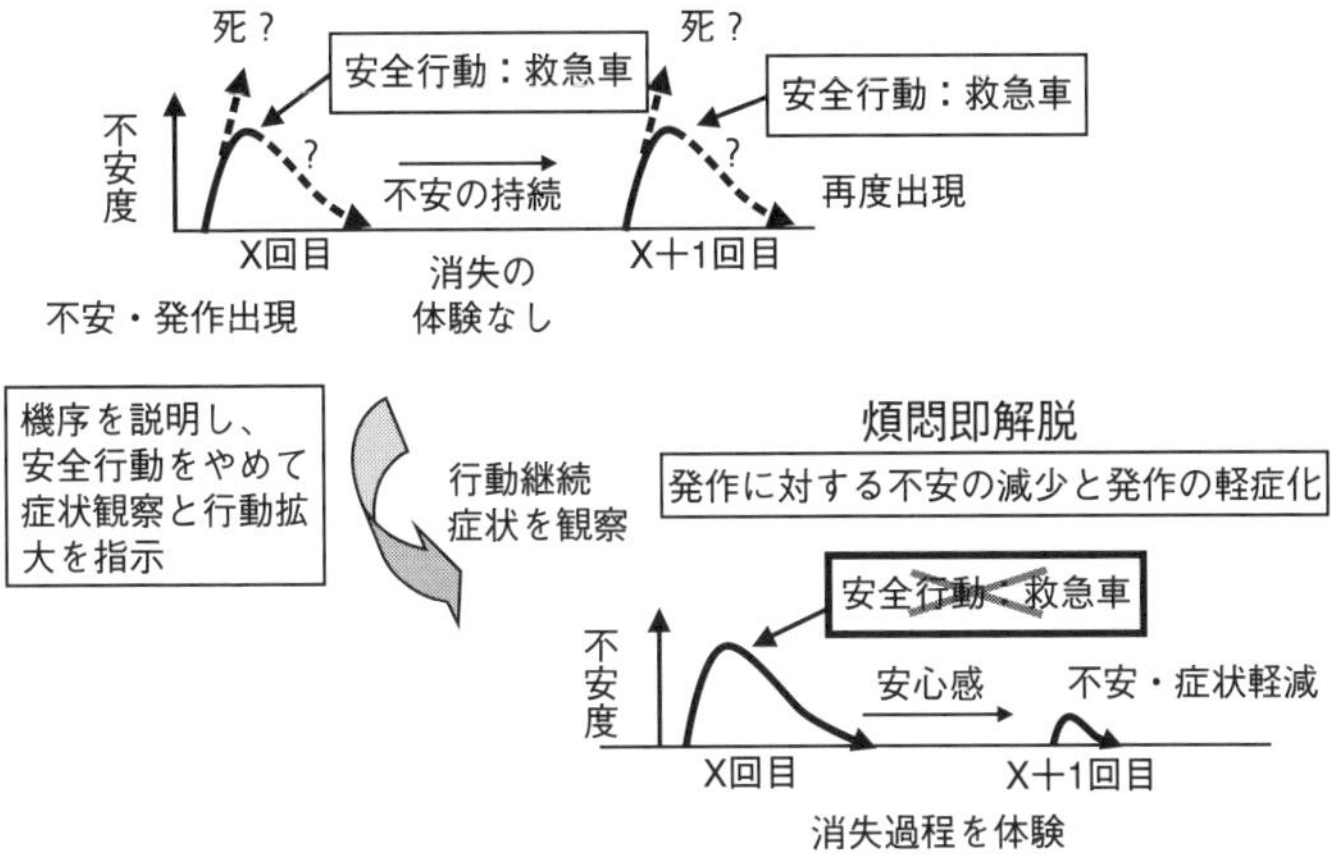

図9　不安の持続と症状出現の反復

す。溺れて焦っているときに思いきってもぐってみる。すると人間の体は自然に浮かぶ、もしかしたら足がつくかもしれない。不安に苦悶するのではなく、思いきってその不安に飛び込んでみよ、というものです。一方、一九一〇年代に慈恵会医科大学精神科の初代教授である森田正馬*によって創始された、神経症の代表的な治療法の一つである森田療法では、「煩悶即解脱《はんもんそくげだつ》」*と

＊森田正馬（もりたまさたけ　一八七四～一九三八年）東京帝国大学医科大学卒業、一九二五年慈恵会医科大学・教授に就任。精神科医であり森田療法を創始した。

＊煩悩即解脱　絶対臥辱期では、強い不安や苦悩に襲われることがよくあり、このときに不安をそのままにして耐えしのんでいると悩みが急速に消失すること。

いう言葉が使用されています。恐れている状況に陥って煩悶してみて「恐れた結果にはならなかった」ということが体験を通して理解できると、不安から解放される（解脱）というものです。パニック発作はその発作自体の不快感もさることながら、「死んでしまう」「ほかの人に迷惑をかけてしまう」「不安に耐えられずおかしな行動をしてしまう」という結果に対して大きな不安を抱いているのです。したがって、発作の結果を実際に体験してみて、何でもなかったという結果を得ることによって、発作に対する不安を消去することができ、パニック障害を克服するということになるのです（図9）。

したがって、「何でもなかった」という結果を経験するために、回避行動を試みる、または安全行動をやめてみるという恐怖突入が治療ということになります。しかし、このように最も怖れている場面にいきなり突入することは多くの人にとっては困難と思われます。そこで、「＊段階的暴露《だんかいてきばくろ》」という方法をとることになります。これは不安の少ない状況、すなわち回

＊**段階的暴露**　回避している場所や状況が複数あるとき、不安や恐怖の小さい順にさらしていくこと。

表1　パニック障害の不安階層表

100点	飛行機に乗る
90	新幹線に乗る
70	美容院に行く
60	歯科を受診する
50	快速電車に乗る／渋滞に巻き込まれる
40	デパートに行く
30	近所のコンビニに行く
20	坂道を登る
0	自宅にいる

避している行動の中でできそうなことからチャレンジしていこうというものです。

このような段階的暴露を行うにはまず不安階層表をつくります。避けているさまざまな状況を列挙して、一つ一つに不安の点数を付けていきます。絶対に行きたくない、行いたくないということを一〇〇点、一人でもまったく問題ないというのを〇点として、その間に入れていきます。例えば、表1のようにしてみます。すべてが必ずしも現実的である必要はありません。

飛行機は一度飛び立つと何時間も外

に出ることはできません。新幹線は快速電車や各駅停車に比べて停車駅の間隔が長く、なかなか降りられません。美容院や歯医者は長時間座っていなければなりません。パニック障害の人は「逃げることができないところ、対処行動をとれないところを避けたい」と考えています。長時間逃げられない状況にいることは非常に大きな苦痛となります。ちょっと無理をするというところから始めるのがよいのです。誰かがただいっしょにいるとか、短時間にするなどで、不安度の点数を下げることができます。

(1) 暴露（恐怖突入）の練習

まず、実際に恐怖の場面に突入する前に、突入する練習をしてみましょう。想像の中では成功して終わらせることが大事です。なかなかうまくいかないかもしれませんが、練習してみましょう。

近くのコンビニにお菓子を買いに入ったときのことを想像してみます。パニック発作は不安とその不安に対する体の反応に対する不安から成り立っていて、普通の生理的反応なので心配はいらないと習いました。したがって、不安への対処としては、次のようなパターンが考えられます。

A　不安の反応にすぎないのだから、「大丈夫、大丈夫」と考える。
B　ほかのことに注意を向ける。
C　発作自体を観察する。
D　発作が起きてもかまわないと考える。

Aでは、「不安の反応にすぎないのだから、大丈夫だ、大丈夫だ」と自分に言い聞かせることによって発作をコントロールしようというものです。ただ、「本当に大丈夫か」という不安との戦いに陥ることもあります。

またBでは、不安や体の反応に注意が向いているからパニック発作が起きるのだから、ほかのことに注意を向けるというものです。確かに、注意をそらすことによって不安と体の反応の悪循環を弱めます。しかし、ほかのことに注意を向けているが、「発作はどうなっているのか」と発作を避けることができるかどうかを確認することになります。結局、ほかに注意を向けることが安全行動になってしまい、発作自体への不安は減りにくいかもしれません。

Ⓒでは、発作が本当に危険なことなのか「発作自体を観察する」というものです。具体的な例をあげてみます。

一人でコンビニに入っていきます。入る前から何となく胸のあたりがそわそわしてきています。

①今の不安度は何点ですか?　（　　）点

コンビニの中に入ると蒸し暑い感じがして息苦しくなりました。そのとき、ドキドキと鼓動が始まります。また「あの発作が始まる」と不安になりますが、お菓子の棚の前に行き、どれにしようか選び始めます。動悸はまだ続いています。

②今の不安度は何点ですか?　　　（　　）点

それを持ってレジに行ったところ、二人の人が並んでいます。動悸が始まっているのに立ったまま待たないといけないのかと思うと、さらに動悸が強くなってきます。何となく意識がもうろうとして、いても立ってもいられない感じがしてきます。

③今の不安度は何点ですか?　　　（　　）点

ついに順番になって財布からお金を出そうとしています。ちょっと手が震えますが、お金を取り出し、レジ係員に渡します。

④今の不安度は何点ですか？　　（　　）点

レジ係員は私の行動を見ても顔色一つ変えずにお釣りを寄こし、「ありがとうございました」と言っています。

⑤今の不安度は何点ですか？　　（　　）点

ゆっくりと歩いて自動ドアから出ました。気づいたら動悸はまだ少ししていますが、結局発作は起きずに買い物をすませることができました。

⑥今の不安度は何点ですか？　　（　　）点

この例では、発作を客観的に観察しよう、ということにより、不安への恐怖から抜け出しているとともに、最終的に発作は問題なかったという「よい結果」も体験することができると思われます。

[D]は、倒れても問題がないので「発作が起きてもかまわない」と考えるというものです。このパターンの具体的な例をあげてみます。

一人でコンビニに入っていきます。入る前から何となく胸のあたりがそわそわしてきています。

①今の不安度は何点ですか？　（　　）点

コンビニの中に入ると蒸し暑い感じがして息苦しくなります。そのとき、ドキドキと鼓動が始まります。また「あの発作が始まる」と不安になります。「発作が起きてもかまわない」と考えながらお菓子の棚の前に行き、どれにしようか選び始めました。動悸はまだ続いており、「発作が起きてもかまわない」と考えます。

②今の不安度は何点ですか？　　　　　（　　）点

それを持ってレジに行ったところ、二人の人が並んでいます。動悸が始まっているのに立ったまま待たないといけないのかと思うと、さらに動悸が強くなってきます。何となく意識がもうろうとして、いても立ってもいられない感じがしてきます。

③今の不安度は何点ですか？　　　　　（　　）点

「発作が起きてもかまわない」と考えながら並んで待ちます。

④今の不安度は何点ですか？　（　　）点

ついに順番になってお財布からお金を出そうとしていますが、ちょっと手が震えます。「発作が起きてもかまわない」と考えながらお金を取り出し、レジ係員に渡します。レジ係員は私の行動を見ても顔色一つ変えずにお釣りを寄こし、「ありがとうございました」と言っています。

⑤今の不安度は何点ですか？　（　　）点

ゆっくりと歩いて自動ドアから出ます。気づいたら動悸はまだ少ししていますが、結局発作は起きずに買い物をすませることができました。

⑥今の不安度は何点ですか？　（　　）点

この例では、「発作が起きてもかまわない」「倒れてもいいや」と最悪の事態を受け入れています。結局、悪い事態には陥らずに成功することができました。この「発作が起きてもかまわない」と最悪の事態を受け入れてみることは簡単にできることではありません。しかし、不安になる原因は、発作が起きて最悪の結果が生じてしまうということにあり、その不安の原因を受け入れてしまうため、一気に不安を下げるので、不安と体の反応の悪循環は消失します。

(2)　実際の暴露（恐怖突入）

どの場面にチャレンジしてみますか。また、練習で示したAからDのどのパターンで挑戦してみますか。思いきって五〇点の快速電車にしてみますか。それとも同じ乗り物なら、停車駅の間隔の狭い普通電車に乗ってみますか。

○誰かといっしょなら不安度が下がるので、最初の二、三回は誰かにいっしょに乗ってもらい、次に違う車両に乗ってもらう。
○次は誰かに前の電車に乗って次の駅で待っていてもらう。
○最後はすべて一人で乗ってみる。乗る区間をだんだん増やしてみる。

このように、誰かといっしょであるとか、体験時間が短いと不安度は下がるので、チャレンジしやすくなります。もう一つ忘れてはいけないのは、電車に乗る前と降りるときに不安度を点数化することです。不安の変化を客観的に見ることができるからです。こうして不安という感覚的なことを点数化し客観的なことにおきかえることにより、より正確に不安の変化を知ることができます。

森田療法に「二十年の心臓病が一朝にしてなおる」ことが報告されています。

「四十歳の某料理店の主婦で、十九歳のとき、姉が心臓麻痺で急死したことから、常に心悸亢進《しんきこうしん》発作に悩まされるようになった患者があった。それ以来二十一年間、患者はまったく外出することができず、家にあっても、その家の主人か番頭が常に家にいなければ発作を起こすというふうであった。従来、患者が多くの知名の医師にかかってきたのは想像にたやすいことである。（略）

私ははじめその患者を往診したのであるが、早速、次の日曜には、私の家へ患者一人で来るように約束したのである。患者は実に二十一年目の外出である。患者は外出すれば必ずその家の玄関まで来て発作が起こるということである。その発作の状態を一度私に見てもらいたいというのである。

出典 森田正馬『神経衰弱と強迫観念の根治法』（森田療法シリーズ）白揚社、一九九五

＊心悸亢進発作 現在のパニック発作と考えられる。

次の日曜に患者は二里ばかりの途を一人で自転車でやって来た。その日の朝、家を出る少し前から軽い発作が起こったが、私の家に来て午前から午後まで留めおいて、その発作を起こさせるように追い立てたけれども、思う通りに少しも発作が起こって来ない。私は予め、その患者が私の家に来ればけっして発作が起こらないことをしっている。患者はまた次の日曜には、朝から今度は一人、電車で私の家にくるように約束した。（略）」

この患者さんの治療に関連して、森田は下記のように述べています。

「この発作性のものは、一つの驚愕ということに相当する。驚きは感動であって、夕立のように、一時的に経過する、すなわち発作性である。したがって他から手数を加えず、自分で工夫なく、単なる驚きに還元してしまえば、ごく短時間でおわるのである。（略）

現在の境遇に『あるがまま』に服従して、学校を休むとか、勤務を怠るとかしないようにしなければならない。（略）」

すなわち、パニック発作に見られるような動悸などの症状は驚きの反応であるため、必ず一過性のものであり、パニック発作は驚きで一過性のものであるとして対応すれば短時間ですんでしまう。しかし、そのことに対して安全行動や回避行動をしていると長引いてしまう。したがって、パニック障害の治療では、安全行動や回避行動をしないようにすることが重要であるということです。

ポイント

―パニック障害の治療は薬物療法、精神療法ともに有用である。

―パニック発作は不安と不安への体の反応の相互作用によって起きる。

―パニック発作は一過性のものであり、死に結びつかない安全なものである。

―段階的に恐怖突入して、パニック発作が安全なことであることを体得することが治療である。

Ⅲ

社会恐怖（対人恐怖、社会不安障害）

人前に出るなど注目される場面で、どもってしまう、赤面してしまう、顔が引きつってしまう、頭が真っ白になって訳がわからなくなってしまう、などの症状が出て、まわりの人から軽蔑される、変な人だと思われてしまう、恥をかくのではないかと不安でしかたない。もしかしたら、自分はそんなに目立つ人間ではない、ほかの人が自分にそんなに注目するはずはない、というのはわかっているけれど、そのような考えをぬぐえずにいるのかもしれない。

そのため、人前に出ることを避け、集団の中に入ることもつらく、入ったとしてもじっとうつむいて我慢している。学生であれば、授業のときにはいつも一番後ろの端に座り、決して目立たないようにしてうつむいて

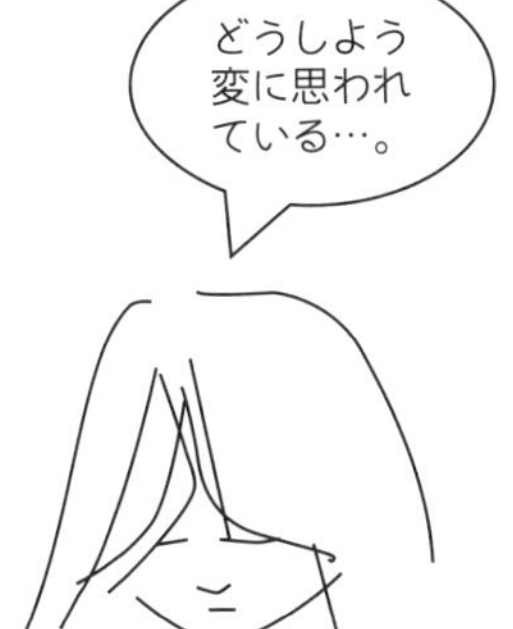

うつむいて、自分に注意を
集中させてしまっている。

耐えている。

そのようにじっと耐えているときにはパニック発作が生じるときもある。しかたなく人前に出るときには「絶対に失敗しないぞ」とがんばろうとするけれど、極度の不安状態となってしまってうまくいかない。周囲の人たちの会話を聞く勇気はないが、自分のことを批判しているのだろう、笑いものにしているのだろう、とじっと耐えながら考えているため、ちょっとした言葉の端々から、何か自分の悪口を言っているような気がしてしまう。

結局、引きこもってしまって、自分にはなぜこんな症状が出てしまうのか、なぜこんなに気が弱いのか、と悩んでしまう。また過去に言われた批判の言葉を何度も何度も思い出してしまう。そのようなことを考えていると落ち込んで、イライラしてしまう。ただ、家の中では問題なく過ごせている。

1　社会恐怖の症状

前述の症状は*社会恐怖といわれる不安障害（社会不安障害ともいいます）の一つで、わが国では対人恐怖と長く呼ばれているものです。世界保健機関の*国際疾病分類第10版（ICD-10）に記載されている社会恐怖の特徴を表2に示します。とくに少人数の集団や少し知っている人たちは自分のことを部分的にしか知らないので、低く評価されてしまうのではないかと不安になります。一方、家族などきわめて親しい人は本当の自分を知っており症状が出てもかまわないので不安になることはなく、症状が出たときには*動悸《どうき》や*赤面《せきめん》、手の震えなどの症状もあわせて出てきます。そしてこれらの症状は不安の一般的な反応なのですが、本人は、悩んでいる症状自体が不安や緊張の結果出てくる不安や緊張の二次産物であるとは考えていません。悩んでいる症状があるからこそ不安になるので、これさえなければ

＊社会恐怖　比較的少人数の集団内で、ほかの人から注視されることを恐れ、とくに自分が低く評価され批判されることを恐れる症状。

＊国際疾病分類第10版（ICD-10）　世界保健機関（WHO）が編集している診断分類。現在は一九九二年に改訂された第10回修正版が使用されている。

＊動悸　心臓の鼓動がいつもよりも激しいこと。

＊赤面　人前で顔が紅潮してしまう現象。

表2　社会恐怖の診断ガイドライン（ICD-10）

1. 比較的少人数の集団内でほかの人から注視される恐れを中核とする。
2. 社交場面を回避するようになる。
3. ある状況に限定していることもあるし、家族以外のほとんどすべての社会状況のこともある。
4. 自分が低く評価され批判されることに対する恐怖と関連している。
5. 赤面、手の震え、*悪心や尿意頻回のこともある。
6. 不安の二次的な症状を一次的な問題と確信している。
7. パニック発作に発展したり、完全な社会的孤立に至ることがある。

何でもできるはず、と考えており、悩んでいる症状が根本的な問題と考えているのです。

この障害は思春期から青年早期に多いもので、不登校や欠勤につながることがあります。本人としては決してさぼろうとしているわけではなく、まわりから低く評価されたり、恥をかいたり、症状が出ていることがつらくて、学校や職場に行けなくなってしまっているのです。

さらにICD-10の診断基準には、注目の的、恥をかく・恥ず

***悪心**　吐き気やむかつきを催す感じ。

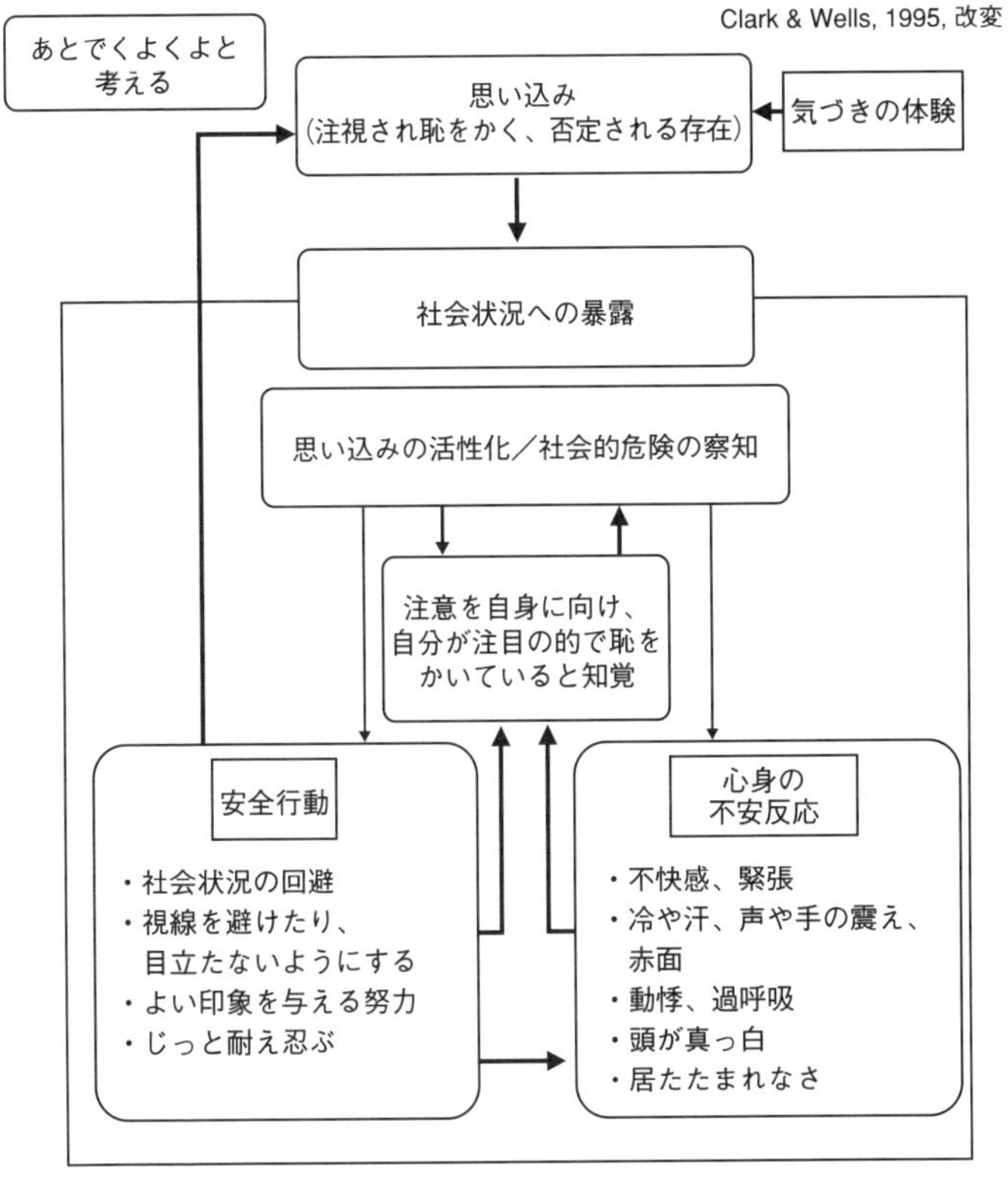
Clark & Wells, 1995, 改変
あとでくよくよと
考える
思い込み
（注視され恥をかく、否定される存在）
気づきの体験
社会状況への暴露
思い込みの活性化／社会的危険の察知
注意を自身に向け、
自分が注目の的で恥を
かいていると知覚
安全行動
・社会状況の回避
・視線を避けたり、
目立たないようにする
・よい印象を与える努力
・じっと耐え忍ぶ
心身の
不安反応
・不快感、緊張
・冷や汗、声や手の震え、
赤面
・動悸、過呼吸
・頭が真っ白
・居たたまれなさ

図10　社会恐怖の認知モデル（A）

かしい行為をしてしまうのではないかという恐怖、そのような社会状況の回避、恐怖状況での不安症状、症状や回避への苦痛、過剰で不合理であることの認識、恐怖状況やそれを考えるときに限定した症状発現があげられています。では、これらの要素は社会恐怖に陥っている心理的機序としてどのように相互作用しているのでしょうか。クラークとウェルズは、これを認知行動療法的に組み直して認知モデルをつくっています。それを少し改編したものを図10に示します。

2　気づきの体験と自己否定的な思い込み

患者さんの話を聞いていると、多くの場合きっかけとなる体験があります。授業など人前で発表するときに「どもってしまった」とか「顔が火照《ほて》ってきて赤くなっているのに気づいた」「ほかの人に批判された」「頭が真っ白になり訳がわからなくなってしまった」。そのためにほかの人から変に思われてしまったのではないか、というような体験です。

症例女性Aさんは中学生時代に先生に指されて発表したときに赤面しているのを感じ、それ以来、人前で話をするときに、また赤面してばかにされるのではないか、と不安をもつようになってしまった。それ以来、常に教室の中では先生に指されないことを祈り、うつむいてじっと耐えるようになった。また指されたときには、やはり赤面してしまい、しどろもどろになって、クラスメートから「変な人と思われている」と感じるようになった。

症例また別の女性Bさんは高校生のころボーイフレンドと電車で立っていたところ、前に座っていた中年男性に「似合わないな」と言われて顔が引きつるのを感じてから、自分の顔は引きつるので変に思わ

赤面することは恥ずかしいことだと考えているので、人前ではかえって恥ずかしいと思い赤面してしまい、そのことばかり考えてしまう。

顔が引きつって変な顔になると考えているので、人前では顔の筋肉に力が入ってしま

れると考えるようになり、それ以後、人前に出るたびに顔が引きつっていることが気になり、実際にそのように感じるために不安で引きこもり、不登校となってしまった。

症例▶中年の男性会社員Cさんはそれまで人前であがることなど考えたことがなかったが、あるとき、多くの社員の前で挨拶をするときにどもってしまい、頭が真っ白になり、思ったように挨拶できなかった、という経験をした。それ以来、自分はどもったり、うまく話せないような情けない人間になってしまった、まわりからはあいつは気の弱いやつだと思われているのではないかと思い悩み、人前に出ることを避けるようになった。

症例▶二十五歳の男性Dさんは就職したばかりの頃に、年配の特定の人に仕事のやり方についていちいち批判された。ただ上司やほかの同

い、やはり引きつったと感じてしまう。

自分はどもってしまってうまく話ができないと考えているので、人前で話すときには内容よりもどもりに注意を向けてしまうため、かえってうまく話ができなくなってしまう。

批判されないようにと他人に気配りばかり

僚は気にするなと言ってくれていた。しかし、批判される理由や批判される行動の傾向がわからないので、とにかく自分には他人から批判されてしまう要素があり、自分の言動や行動は注目されていると不安が強まっていった。それからしばらくして前の晩から緊張し、社内ではあらゆる行動や言動に注意を払うようになり、疲労困憊した状態になった。結局、その会社を退社したが、別の会社に再就職しても同様の思い込みは続き、居づらくなり退社した。

して、さらにあとから不適切だったのではないかと悩み、人前に出るのがいやになり、欠勤したり不登校となって、より批判される状況に陥ってしまう。

症例▶十六歳の女性Eさんはきっかけが思い当たらない。しかし、自分が話すと相手を傷つけてしまう、または変なことを言う人だと思われると考えてしまい、誰かと話をするときには、相手を傷つけないように、とか、変に思われないように、などと常に気を使って話すようになっていた。そのため、人と話すと非常に疲れるので保健室登校となった。

相手を傷つけないように、変に思われないようにと過剰に気を使って話すので、かえって遠回しで理解しにくい話し方になったり、相手の話を聞きそびれたりして、失敗したと気落ちしてしまう。

このように人前で話したり、うまくやらなければと強く思ったり、他人から批判されたことがあれば、誰でも緊張したりあがったりするものです。そして緊張したりあがったりすれば、その産物として、どもったり、赤面したり、表情がかたくなったり、焦ったり、動悸がしたりするものです。しかし、社会恐怖では、どもる、赤面する、表情がかたくなる、ぎこちなくなる、焦る、動悸がするなどという自分の症状に注目して、その症状によってほかの人に否定的に思われてしまうと強く思い込みます。そして、社会状況に入るとそのような症状のために注視されてしまう、恥をかく、自分が否定される存在になるというような自己否定的な思い込みを抱くようになります。

ポイント
―社会恐怖では、自分が低く評価され批判されるという自己否定的な思い込みがある。

3　社会状況での反応

集団などの社会状況は危険な状況であると考えているため、そのような状況に入ると自分は今危険な状況にいると察知します（これを社会的危険の察知と呼んでいます）。そして、不安・緊張状態となり、「思い込み」をどんどん意識してきます（思い込みの活性化と呼びます）。その不安・緊張の心身の反応として、不快感や緊張感、冷や汗や震え、動悸、過呼吸*など が出現してきます。一方で目立たないようにじっと耐えています（安全*

***過呼吸**　呼吸の回数が増えて、血中の炭酸ガスが減少し、血液が正常な範囲を越えてアルカリ性に傾いてしまう状態。

***安全行動**　30ページ参照。

行動)。このことにより、自分の心身の反応に気づき、より周囲を見渡せなくなり、自己に集中してしまいます。そして周囲が自分に注目しているのではないか、恥をかいているのではないか、という思い込みが活性化して、やはり危険地帯にいると察知し、もっと安全行動をとり、さらに心身の不安反応が激しくなる、という悪循環が一気に進んでいきます。

ところで、自己に集中してしまっているので、本当に周囲の人が自分に注目しているのか、自分を否定的に見ているのか、ということは確認できていません。でも周囲の人に自分の心身の変化は知られてしまい変に思われているという思い込みは強まっているのです。

このような社会状況から抜け出して自分の部屋に一人でいるときには、「ひどい状況だった」「みんな絶対自分を変だと思っている」「自分の発言や行動はおかしかったのではないか」とくよくよと考えてしまいます（あとでくよくよと考える)。このことにより思い込みがさらに強まっていきます。そのため、さらに回避してしまい、周囲の人たちが本当はどう思っているのかを確認できないまま月日だけが過ぎていきます。回避しているため滅多にそのような社会状況に入り込まないので、たまに社会状況に入るとさらに緊張は高まり、やはり非常に危険なところだとの感覚が強まります。

ポイント

―社会恐怖では、社会状況を危険地帯と考え、自己否定的な思い込みが活性化し、周囲を見ず自己に集中して、あとでくよくよと考えてしまう。

4　社会恐怖の治療

さて、この社会恐怖の治療はどのように行うのでしょうか。治療には、薬物療法と認知行動療法*などの精神療法があります。

薬物療法では、選択的セロトニン再取り込み阻害薬*（ＳＳＲＩ）が有効で、また抗不安薬やβブロッカー*も不安や不安による体の症状を減少させるのに有効です。認知行動療法では、先に述べたような認知モデルが作成されています（77ページ、図10）。そして治療ではその悪循環をなくすようにしていきます。

まず⑴自己否定的な思い込みという認知の歪みを理論的に修正します。ところで、認知モデルには、自分でコントロールできることと自動的に進んでしまうこととがあります。すなわち、⑵避けている社会状況に突入する（社会状況への暴露*）、⑶視線を避けるなどの安全行動をやめる、⑷周

***認知行動療法**　症状の発現や維持に関連する行動や認知の問題を、学習理論などの行動科学理論や行動変容の技法を用いて修正していく治療法。

***選択的セロトニン再取り込み阻害薬（ＳＳＲＩ）**　175ページ参照。

***βブロッカー**　179ページ参照。

***暴露**　不安や恐怖のために避けている場所や状況にさらすこと。

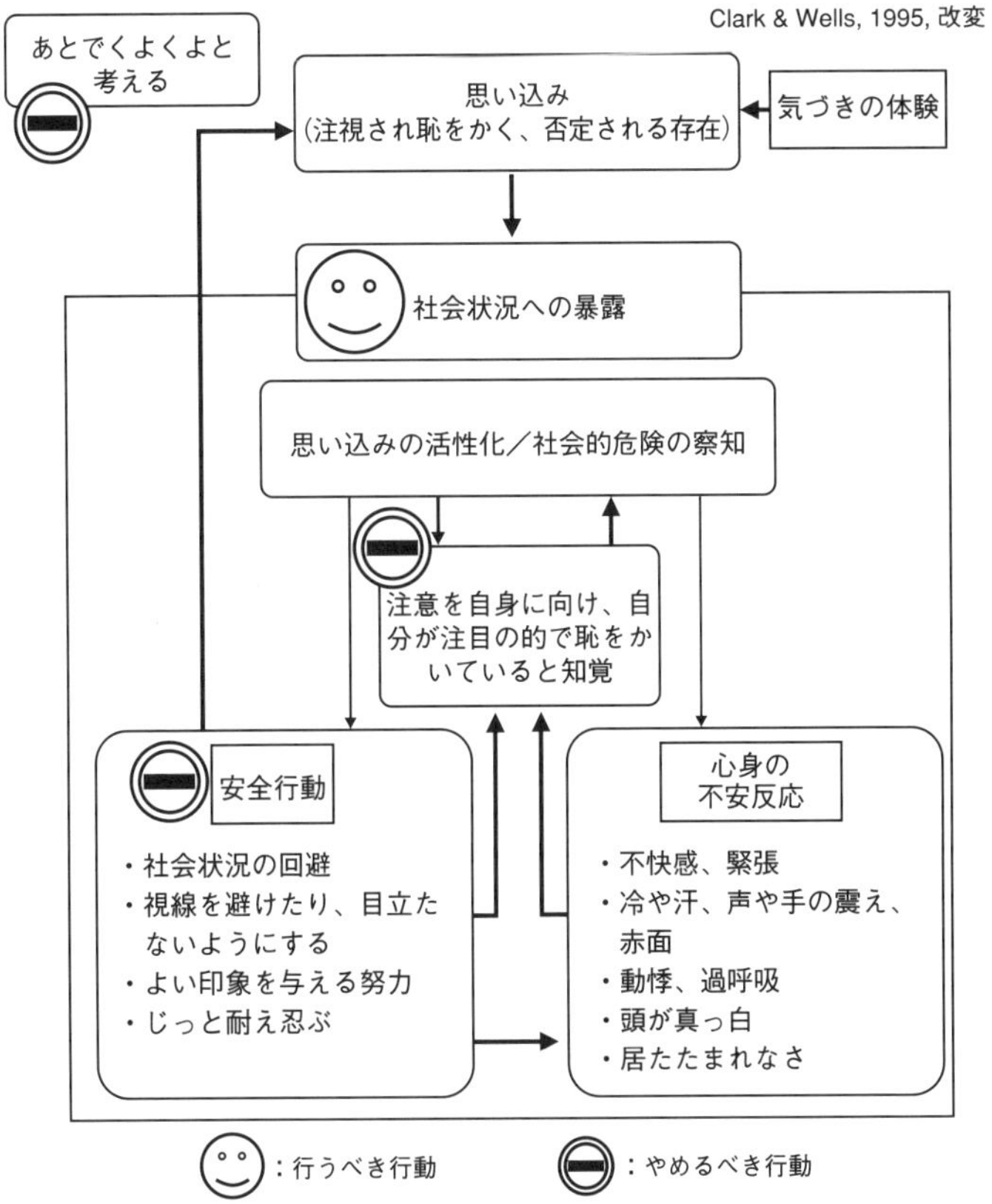

Clark & Wells, 1995, 改変
あとでくよくよと考える
思い込み
（注視され恥をかく、否定される存在）
気づきの体験
社会状況への暴露
思い込みの活性化／社会的危険の察知
注意を自身に向け、自分が注目の的で恥をかいていると知覚
安全行動
・社会状況の回避
・視線を避けたり、目立たないようにする
・よい印象を与える努力
・じっと耐え忍ぶ
心身の不安反応
・不快感、緊張
・冷や汗、声や手の震え、赤面
・動悸、過呼吸
・頭が真っ白
・居たたまれなさ
：行うべき行動
：やめるべき行動

図11　社会恐怖の認知モデル（B）

囲に目を向けて観察する（自己への集中をやめる）、(5)あとでくよくよと考えることをやめることは、自分の意志で実行できることではありません。自動的に出てくる思い込みの活性化や反応的に出てくる社会的危険の察知、心身の不安反応はコントロールできません。自分の意志でできることを行うことにより、悪循環は滞り、自動的、反射的な要因も自然に弱まっていき、ついには思い込みという認知の歪みも徐々に修正され、社会恐怖が改善していきます（図11）。

実は、森田療法において、森田正馬は社会恐怖の中の一亜型である赤面恐怖の小学校教師を例に出し、「恥ずべきことを恥じよ」として、次のように述べています。

「赤面恐怖は治るべきものではありません。当然自己の持ち前で、人に対し、自分に対して常に恥ずかしがるのがわれわれ本来の面目です。「恥を知る」とはこのことです。（中略）返すがえすもつねに自分

出典　森田正馬『神経衰弱と強迫観念の根治法』（森田療法シリーズ）白揚社、一九九五

の本来のままに恥ずかしがるべきなのです。（中略）厭世的生活は駄目です。これは恥を軽減する手段ではありません。（中略）児童の前には児童のように恥ずかしがりなさい。（略）」

すなわち、本人が恐れている赤面などの症状は誰にでも起こりうる不安への体の反応なので、治るとか治らないとかいうものではない、また恥をかく、恥ずかしがるというのはむしろ世間からは謙虚であるとか恥を知っている人であるとか、初々しいなどとプラスに評価されることであるので、引きこもらずに、むしろ恥をかく覚悟で人前に出るべきである、と述べているのです。これを認知行動療法流またはＩＣＤ-10の診断基準流に訳すと、次のようになるでしょうか。

「赤面などは誰にでも起きる不安や恐怖への生理的な反応なので、治るということはありません。むしろ、恥をかいたら困る、恥をかくのではないかという不安が問題なのです。恥をかくことはむしろ世間から評価されることであるので、引きこもらずに、恥をかいてもよい、と思って人前に出てみましょう」

森田療法においても、理性的に認知を修正し、回避している社会状況に入るという行動を通してさらに認知を修正することが社会恐怖の治療である、としているのです。

86ページで記した五つの修正について、以下で説明します。

(1) 自己否定的な思い込み（認知の歪み）の修正

まず、社会恐怖における認知の歪みは、自分が周囲の人から注目されて恥をかき、自分は否定される存在であるという自己否定的な思い込みに基づくと考えられます。この認知の歪みを修正するために、そのような思い込みに至ったできごとを考えてみます。そのできごとは本当に自分を否定していることなのかを確かめてみます。思い込んでいることとの矛盾点を突きながら、正しい認識にたどり着こうとするソクラテス問答法[*]が有効といわれています。

例えば、Aさんという女性は、先生に指されて発表したときに「赤面している」のを感じました。そして、クラスメートから「Aは変だ」などとばかにされるようになったと思い込んでいます。すなわちAさんは、自分が赤面したと感じ、ほかの人が自分を否定的に評価しているという思い込みに至ったわけです。

治療者　なぜ、赤面しているのがわかったのですか。
患者さん　顔が火照るのを感じたからです。
治療者　では、赤くなったかどうか、鏡などで確認していないのですね。
患者さん　はい、授業中ですから。

＊ソクラテス問答法
相手の矛盾点を指摘し、相手自身が正しい認識にたどり着くように促す方法。

治療者　ということは、赤面しているかどうかはわからないですね。

患者さん　まあ、そうですが、火照っているのを感じますから。

治療者　ということは、ご自分の体の変化に気づいて、ご自分で赤面していると考えたのですね。それでは、次に、発表を聞いていた人たちについて考えてみましょう。あなたの発表について、ほかの人は赤面をばかにすること以外には考えなかったでしょうか。例えば、あなたの顔を見ていなかったかもしれないし、発表の内容に注意を向けていて赤面には気づかなかったかもしれない、まったく別のことを考えたとか、何かをノートに書いていたかもしれませんね。

患者さん　それはそうかもしれませんけど、そんなのを確認する余裕はありません。

治療者　実際には、周囲の人が何をしているか、あなたの発表にどう反応しているかを見ていないということですね。反応を見ていないけれど、変だと思っている、とあなたが考えたのですね。それでは、あなたは赤面する人を見てどう思いますか。
患者さん　恥ずかしくて、つらいだろうなと思います。
治療者　変だとは思わないのですか。
患者さん　はい。
治療者　では、あなたは変だとは思わないのに、どうしてほかの人は変だと思うと考えるのですか。
患者さん　それは……。
治療者　ほかの人が変だと思っているかどうかわからないのに、あなたは恥をかいている、と思っていることになりますね。誰に恥ずかしがっているのでしょうか。
患者さん　自分で、顔が火照って赤くなることが、いやなんです。
治療者　顔が赤くなるというのは、緊張したときや運動したときなど交感神経が活発になったときに出る「普通の体の反応」ですね。普通の体の反応を止めることはできませんね。

患者さん　緊張するのがいやなんです。

　このように、周囲が自分を否定的に評価しているというのは患者さん自身の思い込みであり、周囲を観察した結果ではなく、自分の行為や体の変化に対する自分の評価から来ているということを確認します。そして、周囲の評価を把握することの重要性も確認します。

(2)　社会状況への暴露

　さて、引きこもって生活に支障が出てしまうほど回避している恐ろしい状況に突入するのですから、そう簡単にはいきません。ここではパニック障害の治療と同様に不安階層表を作成し、*段階的暴露《だんかいてきばくろ》を行います。
　まず、避けているさまざまな状況を列挙して、一つ一つに不安の点数をつけていきます。絶対に突入したくない状況や場所を一〇〇点として、一人でもまったく問題ないというのを〇点として、その間に入れていきます。

***段階的暴露**　回避している場所や状況が複数あるとき、不安や恐怖の小さい順にさらしていくこと。

表３　社会恐怖の不安階層表

点数	
80	ホールで食事をする。
	病棟レクリエーションに参加する。
70	一般室（４人部屋）で過ごす。
60	病棟ホールで過ごす。
	院内外出する。
30	喫煙所で喫煙する。
0	個室にひとりでいる。

例を表３に示します。これは重度の社会恐怖で入院治療を行った男性患者さんが作成したものを少し編集したものです。はじめは個室に入院していました。

不安階層表を作成し、どこからチャレンジするかを考えます。誰かがいっしょにいるとか、短時間にするなどで、不安度の点数を下げることができます。この患者さんは最初は自分の病気のことを知っている主治医といっしょに行いました。また、五分だったら大丈夫というので、がんばって十分から始めるということにしました。

(3) 視線を避けるなどの安全行動をやめる

社会状況に暴露したとき、社会恐怖の人は他人の視線を避けてうつむき、自分の体の変化に注意を集中してしまいます。これをやめるにはどうすればよいのでしょうか。

「自分が周囲から注目され、変な人だと見られている」という思い込みが根底にあって安全行動をとり、自己に集中しています。したがって、本当に「自分は周囲から注目され、変な人だと見られているのか」というのを観察して確認することが重要になります。まず、うつむいて他人

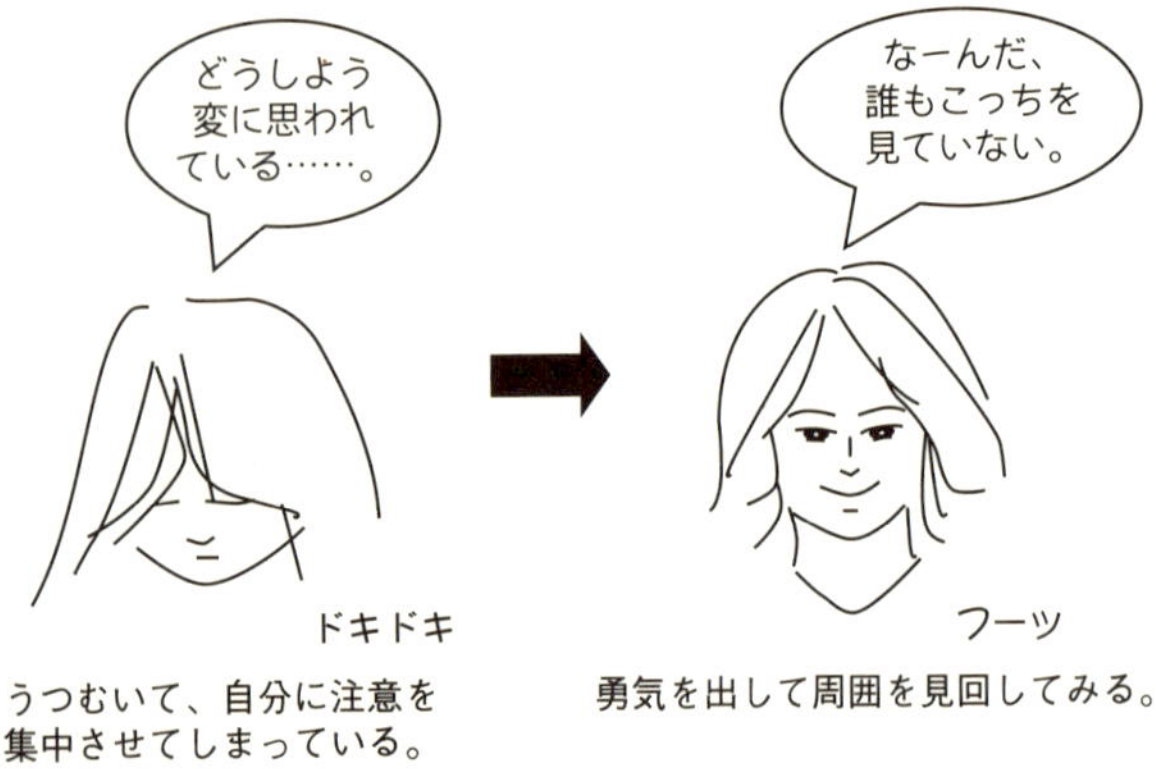
どうしよう
変に思われ
ている……。
ドキドキ
なーんだ、
誰もこっちを
見ていない。
フーッ

うつむいて、自分に注意を集中させてしまっている。

勇気を出して周囲を見回してみる。

の視線を避けているので、顔を上げてみます。

(4) 自己への集中をやめる

顔を上げたら、今度は自己への集中をやめるために、周囲を見回し、本当に周囲の人が自分に注目し、しかも変な人だと見ているのかどうかを観察します。目が合うことがあってもそれは偶然目が合ったにすぎない、ということを含め、周囲の人は自分に注目していないというのが確認できるはずです。このように、自分にばかり向けていた注意を周囲の状況に向けてみます。

症例▶人前に出ると「顔が引きつり、変な顔になるので、ほかの人に変な人と思われる」という症状で三年間ほぼ引きこもっていた、ある二十代前半の女性の例。

この方は母親といっしょに喫茶店に入って十分間とどまることにし

た。入る直前の不安度は八〇点だった。母親にうながされ、勇気を出して喫茶店に入り、コーヒーをウェイトレスの顔を見ながら自分で注文し、その後、喫茶店の中を見回した。一人の客と目が合ったが、すぐに向こうが目をそらし、自分とは関係のない行動、すなわち読みかけの雑誌にまた目を向けた。「たまたま目が合い、自分の変な顔を見ても何の反応もなかった」と思った。ほかの人はまったく自分のほうを見ていなかった。この時点で再度不安度を考えたところ一〇点に下がっていた。

それから三日間、午前と午後一回ずつ、また喫茶店やレストラン、洋品店など場所を変えて母親といっしょに突入し観察した。洋品店で店員と話をするのはまだ抵抗があったものの、何とかこなすことができた。次に店の前まで母親と行き、一時間後にそこで待ち合わせをするなど、単独での突入を繰り返し、ついには一人でいろいろと行動できるようになった。

先にあげた、自分が話すと「相手を傷つけてしまう」、または「変なことを言う人だと思われる」と思い込み、誰かと話をするときには常に気を使って疲れ果ててしまう十六歳の女性（81ページ）には、本当に自分の思っていることを素直に言うと相手は傷つくのか、または自分は変に思われるのかを確かめることを課題、状況突入とします。当然、普通の礼儀正しさは守りながら、思っていることを素直に言ってみて、相手の反応を観察してみるというものです。まずは母親、父親で練習をし、次に幼馴染みの女性と話してみることにしました。デパートの洋服売り場の店員、保健室の養護教員と話すなど話す相手を段階的に増やしていき、クラスに戻っていきました。

(5)　あとでくよくよと考えることをやめること

社会状況から離れて一人になったときに、そのときの自分の行動や発言

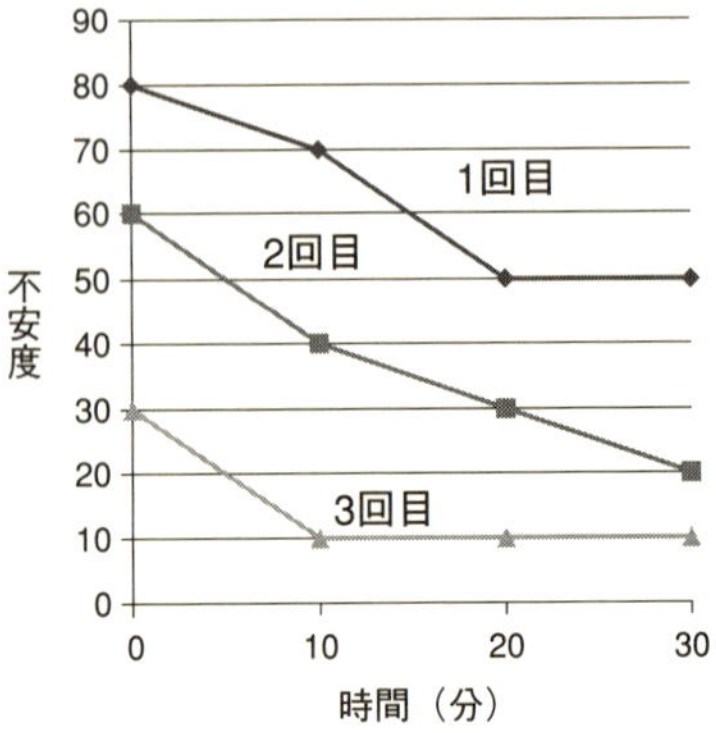

図12　暴露後の不安度の変化

についてほかの人はどう見ていたのか、きっと変だと考えているだろう、などといろいろと反省してしまいます。そして気分は落ち込み、「今度は失敗しないようにしないといけない、でも不安」という状態になります。これは「きっと変だと思われた」という事実かどうかわからないことを「やはりそうだった」と確認もせずに確信していくことであり、自己否定的な思い込みを強くする要因でもあります。したがって、まず自分がくよくよと考え始めたことに気づき、ほかのことを考えたり、部屋の掃除をしたり、音楽を聴くなどして、くよくよと考えることをやめなければいけません。

図12に、「⑵社会状況への暴露」のところで紹介した方（95ページ）のホールで食事をするという暴露に対する不安度の時間変化を示します。第一回目（昼食時）にホールに行くときには不安度八〇点でした。そのまま下を向かずに顔を上げたままでいてもらいます。食事中はひと口食べるごとに顔を上げてもらい、またどのような味かも考えてもらいます。徐々に点数が下がりました。第二回目（昼食時）には前回よりも少し不安度は低く、第三回目（翌日昼食時）にはさらに不安度が下がっています。

最後に、社会恐怖を形成する悪循環をやめるためには、自分の意志でできる因子にチャレンジしていくことが大切です。なかなか一人でチャレンジすることは難しいかもしれません。しかし、家族などに協力を依頼して、少しずつ行っていきましょう。

ポイント

—社会恐怖の治療は薬物療法、精神療法ともに有用である。

—社会恐怖の治療では、社会状況に突入して、自己への集中をやめて周囲を観察し、あとでくよくよと考えることをやめることで、自己否定的な思い込み（認知の歪み）を修正する。

Ⅳ

強迫性障害

強迫性障害は罹病率が二〜三%といわれ、よくある障害です。その発症年齢は思春期から青年期と若い時期に多いものです。最近でも、ある世界的に有名なサッカー選手が強迫性障害であることを告白し、テレビドラマでは主人公が手洗いを繰り返すというシーンが放映されるなど、一般的にもよく認識されている障害です。しかし症状はさまざまで、重症度もさまざまです。以下に、強迫性障害の例を示します。

1　強迫性障害の症状

(1) 汚染恐怖と不潔恐怖

症例▶朝から晩まで手を洗う、なぜかと聞くと、トイレに入ったときに尿が飛んでしまって、それが自分の体にかかり、家の中のものを触ったときに汚染してしまうと思って（汚染恐怖）、手を洗わないと気

自分が汚れ、ほかのものまで汚してしまうと不安になり、一日じゅう手を洗ってしまう。

がすまない（手洗恐怖）。でも手を洗っていて、これで十分というのがわからなくて何度も何度も洗いなおす。

症例▶不潔なことがいやで、風呂には毎日四時間入っていた（不潔恐怖）。入ったときには満足するまで体を洗わないと気がすまない。しかし、ここ一年間は風呂に入るのが大変な作業なので、二、三カ月に一度入るだけである。毎日四時間入るというのは非常に大変なので、疲れ果て、結局週に一回とか月に一回、ときには年に一回の入浴となり、かえって不潔な状態となってしまっているケースもある。

清潔にするために何時間も入浴しないと気がすまないため、まったく入浴できなくなる。

症例▶家の外の空気は汚染されているので外出は可能な限り控えないといけないと、三十年間外出しておらず、年老いた母親が外出するのも制限している（不潔恐怖）。トイレは汚いからとビニール袋に排泄し、それを家中に溜め込んでいる。

外の汚れた空気を避けるために、逆に家の中で不潔になってしまう。

(2)　変な考えが浮かぶ

症例▶しょっちゅう手を洗っている。それは不吉な考えが浮かんでしまって、それを打ち消すためである。例えば、洗濯物をたたんでいてそのような考えが浮かぶと、もう一度たたみなおさないと気がすまなくて、同じものを何度も何度もたたみなおしている。

浮かんでしまう不吉な考えから逃れようと、儀式的な行為を繰り返してしまう。

症例▶「他人の子どもに（性的な）いたずらをしてしまうのではないか」という考えが繰り返し浮かんでくる。今までそのようなことをしたこともないし、したいとも思わないので、ばからしいと思ってはいる。しかし、もししてしまったらと不安で、子どもがいるところには外出できない。

自分の道徳観に反する考えが浮かんでしまい、不安になる。

(3) 自分の行為に自信がもてない

症例▶寮から一キロメートル離れた会社に自転車で行くのに一時間以上かかってしまう。自転車で走っているときにすれ違った老人や子どもを引っかけて転ばせ、けがをさせたのではないかと、何往復もして道路や道路脇を確認している。

他人にけがをさせたのではないかと不安になり、その不安を抑えられない。

症例▶出かけようとするときに部屋の窓の鍵、ガス、電気などすべて消えているのを確認するので、１ＤＫのアパートを出るのに確認だけで二時間かかってしまう。そして家を出るときにドアの鍵をかけたか十分ぐらいガタガタと確認しないと気がすまない。

自分の行為に自信がもてず、何度も確認する行為をしてしまう。

症例▶ドアを閉めたか、電気を消したか、今自分は左手でふすまを閉めたか、と自分の行動を一日に何十回、何百回と母親に確認してしまう。もし母親が答えないと耐えられなくて、大声を出して母親をなじ

自分の行為に自信がもてず、ほかの人を巻き込んで何度も確認してしまう。

ってしまう。

(4) ちゃんとしていないと気がすまない

症例じっと蝋人形のように固まっている。問いかけに対して、一、二分すると適切に答えることができる。自分が発言したり行動するには「頭の中で数えている数がちょうどいいところで止まらないといけない」ために動けない。

ちゃんとしていないと気がすまないので動けなくなってしまう。

症例部屋中に上着や下着をきちんとたたんで並べてある。きちんとたたまないと気持ちが悪いし、何かいやなことが起きるような気がしてしまう。少しでもずれると何度でもやりなおす。

ちゃんとしていないと気がすまないので神経質になってしまう。

このようにさまざまな症状を列記しましたが、まだいろいろなパターンがあります。しかし、米国精神医学会*の診断分類（ＤＳＭ-Ⅳ*）にしたが

***米国精神医学会**　米国の精神医学者、精神科医によってつくられている学術集団。

表４・A　強迫観念の特徴

(1) 反復的、持続的な思考、衝動または心像*で、障害の期間の一時期には侵入*的で不適切なものとして体験され、強い不安や苦痛を引き起こすことがある。
(2) その思考、衝動または心像は、単に現実生活の問題についての過剰な心配ではない。
(3) その人は、この思考、衝動、または心像を無視したり抑制しよう、または何かほかの思考または行為によって中和しようと試みる。
(4) その人は、その強迫的な思考、衝動、または心像が（思考吹入*の場合のように外部から強制されたものではなく）自分自身の心の産物だと認識している。

表４・B　強迫行為の特徴

(1) 反復的行動（例：手を洗うこと、順番に並べること、確認をすること）または心の中の行為（例：祈ること、数を数えること、声を出さずに言葉を繰り返すこと）であり、その人は強迫観念に反応して、または厳密に適用しなくてはならない規則に従って、それを行うように駆り立てていると感じる。
(2) その行動や心の中の行為は、苦痛を予防したり、緩和したり、または何か恐ろしいできごとや状況を避けることを目的としている。しかし、この行動や心の中の行為は、それによって中和したり予防したりしようとしたものとは現実的関連をもっていないし、または明らかに過剰である。

***DSM-Ⅳ**　米国精神医学会では精神疾患を診断する際の指針として『精神障害の診断と統計の手引き』（DSM）を発行しており、DSM-Ⅳはその第４版のこと。この手引きは米国だけでなく日本やほかの国においてもよく利用されている。

***心像**　心の中に描き出される姿や形。

***侵入**　本人の意思と関係なく浮かんでしまうこと。

***思考吹入**　他人の考

って特徴を見てみると、強迫症状は大きく強迫観念（表４・Ａ）と強迫行為（表４・Ｂ）に分けられています。

強迫観念は、本人の意思とは関係なく、考えや衝動、イメージが繰り返し浮かんでくるものです。このようなことに対して不安や苦痛を感じるので、浮かんでくることを無視しようとしたり浮かばせないようにしようとしたり、または何かほかのことを考えたり、行動することにより、不安や苦痛を紛わせようとします（中和）。ここで注意を要するのは、この浮かんでくるもの（強迫観念）は、「誰か他人に吹き込まれている」というようなものではなく、自分の心の中から出てきているものとわかっていることです。

強迫行為は、手を洗う、順番に並べる、確認するといった行為や、頭の中で、祈る、数える、ある言葉を繰り返すといった行為を繰り返し行うことで、しかもそれをしないと気がすまないというものです。そして、このような反復した行動をする理由は、苦痛を予防したり、弱めたり、何か悪

えが頭の中に吹き込まれてくるという異常な体験のこと。

表5　強迫症状の種類と頻度

強迫観念	(%)	強迫行動	(%)
汚染	45	確認	63
*病的疑念	42	手洗い	50
身体的	36	数えること	36
*対称性の要求	31	*質問癖または*告白癖	31
攻撃性	28	*対称と正確さ	28
性に関すること	26	買いだめ	18
その他	13	重複した強迫行為	48
重複した強迫観念	60		

井上令一・四宮滋子監訳：カプラン臨床精神医学テキスト第二版、DSM-IV-TR診断基準の臨床への展開．メディカル・サイエンス・インターナショナル、東京、2004

いことが起きるのを避けることを目的としています。ただ、本人が予防しようとしたり避けようとしていることと、そのために行っている強迫行為の関係は現実的ではなかったり、明らかに過剰であるというものです。例えば、何か悪いことが思い浮かぶことが不快であり、それを消すために手を洗うという場合、不快感を消すことと手を洗うことは現実的には関係なく、またガスの火を消したかどうかを確認するのにガスコンロを三十分

***病的疑念**　過剰に疑ってしまう気持ち。

***対称性の要求**　二つ以上のものがあった場合に、対称になっていないと気がすまないこと。

***質問癖**　さまざまな日常的なことについて他人に過剰に質問すること。

***告白癖**　秘密にしていたことや心の中で思っていたことをありのまま打ち明けることを過剰に繰り返すこと。

見続けるというのは明らかに過剰です。

　皆さんも、誰にでもいやなことが勝手に浮かんでくることはあるし、何かを触ったら不潔と思い手を洗うのは当たり前だろうと思うでしょう。強迫性障害は、これらのために日常生活や社会生活が障害されてしまっている場合に診断されます。ある有名な野球選手は、バッターボックスに入るといつも同じようにバットを回したり構えたりします。これは「打てないのではないか」という不安を打ち消す行為と思われます。もしピッチャーが球を投げたのにその行為をし続けて三振になってしまうようなら強迫性障害でしょう。しかし、実際にはそんなことはなく、ピッチャーが投げるときにはその行為は終わらせていて、むしろ格好いい行為となり、子どもたちも真似しています。

　ところで、強迫観念や強迫行為には先に例を出したようにさまざまなものがあります。その種類と頻度を表5に示します。しかし、このようなさまざまな症状にも共通する因子があり、そのような症状を持続させる因子

＊**対称と正確さ**　ものが対称になるように何度もそろえなおしたり、計算などが正確でないと気がすまないので何度も確かめたりすること。

があります。それについて、以下で説明します。

ポイント
―強迫性障害の症状には強迫観念と強迫行為があるが、具体的症状はさまざまである。

2　強迫性障害に共通する因子

強迫性障害の人は多くの場合、一般的に正しいと考えられていること（信念）に過剰に注意を払い、自分の行動や思考がその信念に反しているのではないかと疑念を抱き、不安となり、その不安を減少させようということが原動力となって、強迫行為への衝動が高まり、生活障害が生じるほ

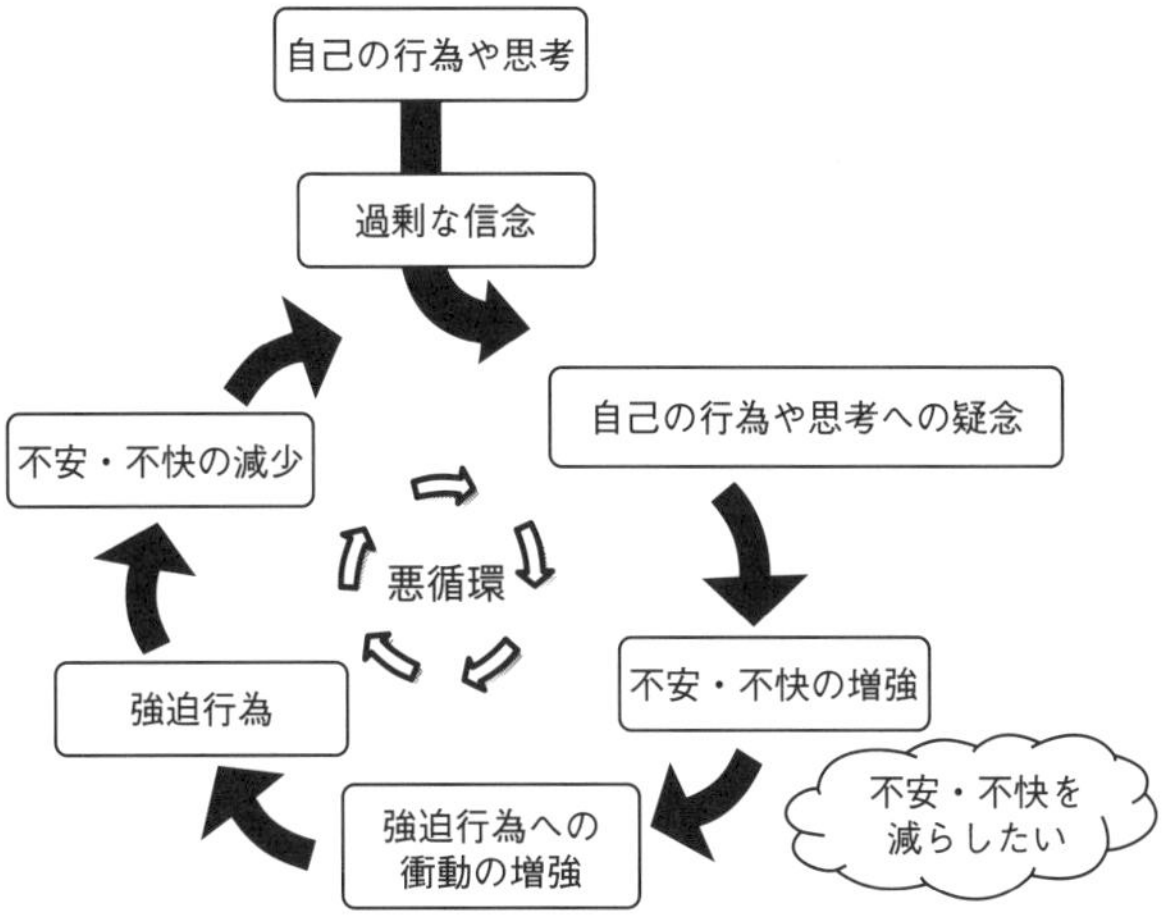

図13

どの強迫行為をとってしまいます（図13）。

例えば、ある不潔恐怖*の人は「多くの人が触れるところに触れると重大な伝染病に感染してしまう」という思い（信念）があります。多くの人が触れるところに触れてしまうと「感染するのではないか」という不安が強まります。その不安を消すために「手を洗わない

***不潔恐怖**　さまざまなものを不潔と考えてしまい、触れるのを避けたり、過剰な手洗いなどをしてしまうこと。

と気がすまない」という衝動が生じ、強迫行為を行います。何かに触れるとその信念が強く湧き上がり（強迫観念）、感染予防のために手を洗わないと気がすまなくなり手を洗う（強迫行為）のです。確かに手を洗うことは感染予防には重要で正しいことです。しかし、生活に障害が生じるようになれば、過剰ということになります。実際、多くの強迫性障害の人は、それが過剰なことで本当はばかばかしいことだとわかっているのです。

社会的にすべきことを適切に行わなければ悪い結果となるという信念があるときには、自分は適切に行為をしなかったのではないか、自分の行為は信念に反した行為だったのではないかという疑念が生じて不安になり、それを確認しないと気がすまないという衝動が高まって強迫行為を行います。例えば、「家を出るときには戸締まりと火の始末をしなければ、空き巣、火事など悪い結果になる」という信念があると、戸締まりと火の始末を適切にしたかどうかが不安になり、戸締まりや火の始末を何度も確認し、仕事に遅刻するなど、予定どおりに物事を進められなくなります。安全のために自分が責任をもって戸締まりや火の始末を確認するということは、常識的で社会的に正しいことです。しかし、強迫性障害ではそれが過剰となり、社会生活に支障をきたしてしまう結果となります。同様に、「車を運転するときには人を轢くなど事故を起こしてはいけない」という信念があり、自分が運転したときに人を轢いてしまったのではないかと自分の行為に不安が強まり、人が倒れていないか、繰り返し道路を確認してしまいます。自己責任の意識が強く、自分に責任のある行為に対して確信がもてず不安になって確認してしまうのです。

痴漢などしてはいけないという社会的に適切な信念に対して、「自分は痴漢をしてしまうのではないか」と自分が信念に反する行為をするのではないかという自分への疑念が生じ、不安が強くなり、満員電車や夜中の電車には絶対に乗らないという回避行動*をとることもあります。

ところで、不快な思考や心像が自分の意思とは関係なく浮かぶことは誰

*回避行動　30ページ参照。

にでもあるものです。このようなことが繰り返されると、不快感や不安感のために思考や心像を打ち消そう、浮かばないようにしようと努力します。すると、それに反するようにさらに繰り返し浮かんでしまいます（強迫観念）。ところで、不快であるということは、本人の感情や信念に反するものであることを意味します。繰り返し浮かんでくる思考や心像（強迫観念）が悪いことの前触れであるという信念が伴うこともあり、この場合には「強迫観念があると悪いことが起きる」という信念となり、強迫観念が浮かぶたびに悪いことが起こるのではないかと不安になり、そのような結果になるのを避けないといけないという衝動が強まり強迫行為を行うことになるのです。

ポイント

―強迫性障害では、過剰な信念と自己の行為・思考への疑念、不安不快からくる強迫行為への衝動がある。

3　強迫性障害を持続させる因子

先に述べたように、強迫性障害では、過剰な信念、自分の行為への疑念、不安・不快感、強迫行為が共通する因子として上がってきます。

まず、強迫性障害の因子がどのように結びついて強迫性障害を形成しているのかを考えてみます。強迫性障害では、過剰な信念のため、自らの行為や思考がその信念に反しているのではないかという疑念が生じ、不安感や不快感が増強し、それらを減少させるための強迫行為に対する強い衝動が生じ、強迫行為に及びます。そうすると不安感や不快感が減少し、その過剰な信念は否定されることもなく維持されます。したがって、次に何かをしたり考えたりするとまた疑念が生じ、不安感や不快感が増強し、それらを減少させるための強迫行為に対する強い衝動が生じ強迫行為に及ぶ、という悪循環が生じてしまうと考えられます（図14）。

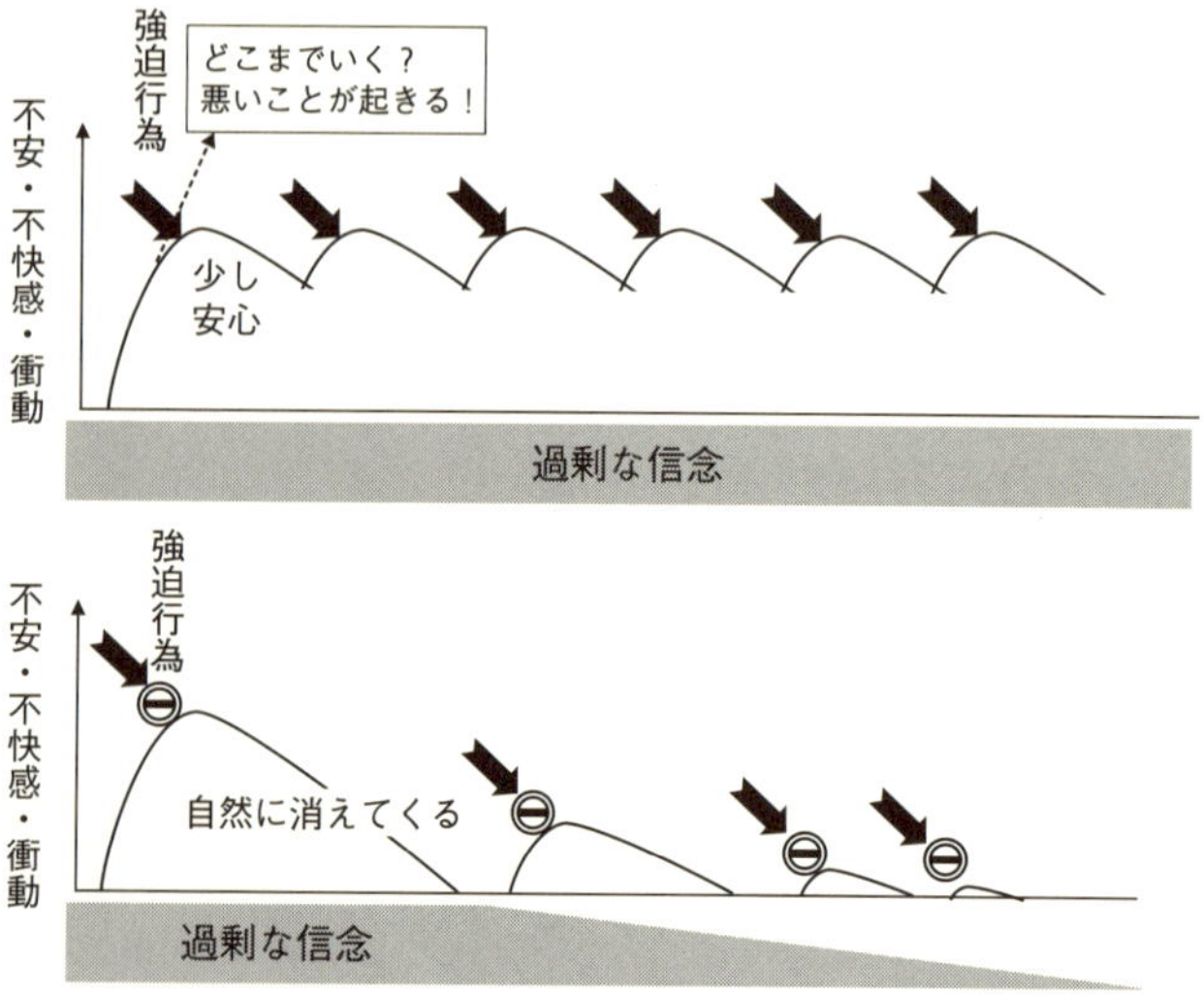

何か悪いことが起きるのではないかと不安になり、強迫行為（➡）を行う。すると少し安心するが、またすぐに不安になってしまうため、また強迫行為を行うことになる。そして、強迫行為（➡）を行ったから悪いことが起きなかったと思い、過剰な信念は修正されない。

それに対して不安が強まっても強迫行為を行わず（⊖）にいると、自然に不安が弱まり、また何も悪いことが起きなかったことを経験するので、次に不安になっても、また自然に弱まるだろう、何も悪いことは起きないだろうと思うようになるので、次に不安が生じても不安は小さくなり、強迫行為を行わずにいることができる。そして悪いことが起きるという過剰な信念も修正される。

図14　強迫症状の維持と過剰な信念の維持

そして、この悪循環の中で自分の行為や思考に対して自動的に「疑念」が生じますが、この自動的に生じる疑念が強迫性障害における認知の歪み*といえるでしょう。パニック障害でドキドキしてきたら「死んでしまう」とドキドキに対して自動的に破局的な解釈をしてしまうのと同様です。

*認知の歪み　34ページ参照。

ポイント

──強迫行為は不安や衝動を一時的に軽減するだけで、強迫性障害を持続させる因子となる。

4　強迫性障害の治療

強迫性障害では、「ばかばかしいと思っても、しないと気がすまない」と本人自身が悩み、強迫行為に抵抗をもっている人がいます。そして、そこから抜け出したいと思っていても、不安や不快が強く、治療を受ける勇気がもてない人もいます。さらには、その背景となっている信念から強迫行為がまちがっていないと考え、治療を拒む人もいます。治療を受けたいと思っている人にも治療を拒む人にも強迫性障害について知ってもらい、強迫症状に支配された生活から解放され、本来の自分を取り戻した生活をしてもらいたいと思います。

強迫性障害の治療としては、選択的セロトニン再取り込み阻害薬*（ＳＳＲＩ）を中心とした薬物療法と認知行動療法*などの精神療法があります。これらはそれぞれ単独で行われる場合もあれば、両者を併用することもあ

＊選択的セロトニン再取り込み阻害薬（ＳＳＲＩ）　175ページ参照。

＊認知行動療法　症状の発現や維持に関連する行動や認知の問題を、学習理論などの行動科学理論や行動変容の技法を用いて修正していく治療法。

ります。ここでは認知行動療法や森田療法を中心に述べます。

(1) 悪循環を断つ

図13（115ページ）に示したような強迫性障害の悪循環を断つには、持続させている因子を変質させることです。では、本人の力で悪循環を中止させられるようなキーとなる因子はどれでしょうか。

まず、自動的に生じる疑念はどうでしょうか。森田正馬*はこの自分の行為への疑念とそれに伴う不安について、興味深いことを述べています。

「なお精神の拮抗作用*とは、われわれはある感じもしくは欲望が起これば、同時にこれに相当して必ずこれと反対の心が起こって、われわれの行動を生活に適応させるようになっている。（中略）強迫観念に高所恐怖というものがある。たとえば絶壁のような高い所の上にたてば、そこから飛び降りてみたいという考えが起こる。今

＊**森田正馬**（もりた まさたけ　一八七四〜一九三八年）東京帝国大学医科大学卒業、一九二五年慈恵会医科大学・教授に就任。精神科医であり森田療法を創始した。

＊**拮抗作用**　ある現象に対して、二つの要素が互いに一方の効果を打ち消し合うように働く作用。

にも飛び降りて死ぬような気になって恐ろしくてたまらない。（中略）これはもともと誰にでもある高いところから落ちれば危ないという拮抗心の保護作用である。しかし普通の人はただそんな心がちょっとひらめくのみで、（略）」

このように、そもそも誰にでも信念に反する心が起こってくるもので、それによって適切な行動がとれていることを指摘しています。強迫性障害の人がばかばかしいとわかっていてもと思うのは、誰にでも生じる疑念であるからかもしれません。しかし、しないと気がすまないという強迫行為への衝動につながるほど過剰に疑念が生じてしまっています。したがって、強迫性障害における認知の歪みは、自動的に過剰な疑念が生じることと考えられます。自動的というのは反射的ということであり、これを直接修正するのは困難だと思います。

＊**拮抗心の保護作用**
危険なことを行ってしまいそうな気持ちが生じることにより、危険から身を守ること。

(2) 強迫思考を無視する

では、過剰に注意を向けている信念について考えてみましょう。まず強迫性障害の人が注意を向けている信念の基本的な部分は、必ずしも社会的にまちがっていることではありません。したがって、これを修正することは困難と思われます。例えば、多数の人が触れるところに触れたら何かに感染するかという点について考えると、何億回または何兆回に一回も感染しないのかというと、それはなかなか否定しきれるものではありません。強迫性障害の人はこの何億回または何兆回に一回が今回の自分の行為であったと考えてしまうのです。したがって、信念の中身というよりは「過剰に注意を向けていること」が問題となります。そして、ときには「ばかばかしい」と思うため考えないようにしようと努力します。

サルコフスキー*らは、被験者にいつも浮かんでくる考えを声に出してテープに録音し、あとでそれを聞かせて侵入思考*を起こさせます。そして、一つのグループの人にはそれを打ち消す努力をさせ、別のグループの人に

***サルコフスキー**　英国の認知行動療法学者。

***侵入思考**　本人の意思と関係なく浮かんでくる考え。

は浮かんでくる考えを単に数えるように指示する、という実験をしています。その結果、打ち消すようにさせたグループでは、テープが止まったあとにより強い不快感を体験し、考えを抑圧し続けようとする衝動がより強くなったといいます。ほかの研究でも、思考を抑圧しようとする努力は、その後、抑圧した思考の頻度を増やすことになるという結果を示しています（Clark, D. M., Fairburn, C. G.）（181ページ「参考図書」参照）。

このことから、信念を変えることは困難であり、考えないようにする努力はかえってその信念に注意を向けさせてしまうことになるということがわかります。森田療法でも、

「（略）しばしば患者は『つまらないことを考えないようにしたい、いやな考えをおこさないようにしたい』と工夫し、努力し、*苦痛懊悶《くつうおうもん》することである」

出典　森田正馬『神経衰弱と強迫観念の根治法』（森田療法シリーズ）白揚社、一九九五

と考えないようにすることはできない、侵入思考を打ち消そうとすることがその侵入思考を増強しさらに悩むことになる、と考えています。したがって、いやな気分かもしれませんが、そのような考えが浮かんでも「無視」して勝手に浮かばせておく（あるがままにさせておく）ことが大事だと思われます。

(3)　不安、不快、衝動はコントロールできない――あるがままに

では、不安感や不快感のコントロールはどうでしょうか。これも前記と同様に、不安や不快、そしてその感覚自体に不安や不快を感じると、さらに不安や不快は強まります。さらにそれを意図的に消すために何らかの行為、すなわち強迫行為を行うと、その行為が有効であったかどうかを確認するために、常に不安や不快が消えたかどうかをチェックしてしまい、一時的に不安や不快が減少してもまた不安や不快が出現します。ここで興味深いのは、森田療法における「あるがまま」ということです。

***苦痛懊悶**　苦痛を感じ、深く思い悩み、悶え苦しむこと。

「『あるがままでよい、あるがままよりほかに仕方ない、あるがままでなければならない』（中略）患者はその苦痛なり恐怖なりを逃れよう、それに勝とう、否定しようとしてはいけない。それでは神経質がますますその苦痛にとらわれ、心の葛藤を盛んにし、症状を複雑にする手段になるのである」

不安や不快が生じても何もせずにあるがままでいる、強迫行為を行わないということです。すると、不安にはなったが結局何も悪いことは起きなかった、また不快ではあったが不快に耐えることができて何も変な行動をしなかった、そして不安感も不快感も自然に消えた、などという経験をします。この経験は、その後の不安や不快の程度を和らげ、不安や不快が出現する回数を減らします。そうすれば次の強迫行為への衝動は弱くなり、さらに強迫行為の頻度も減り、信念へのこだわりが減ります。そのため、自分が信念に反した行動をしたのではないかという疑念も弱まり、さらに不安感や不快感が減り、強迫行為への衝動も減る、となっていきます（120ページ、図14）。

しかし、強迫行為を行わずにいるというのは大変なことです。強迫行為を行わなければ気がすまないという衝動は強いものであるからこそ、さまざまな生活に支障をきたしているわけですから。しかし、一方で強迫行為を行わないというのは、強迫性障害の因子の中でその人の意志を反映させることのできる唯一のものなので、これを何とか実施できるようにすることが強迫性障害の悪循環から抜け出す道となります。

(4) 暴露反応妨害法

強迫性障害の治療では、暴露《ばくろ》反応《はんのう》妨害法《ぼうがいほう》がよく用いられます。これは患者さんが回避している、または恐怖していること（強迫観念や強迫行為の引き金となっていること）にチャレンジ（暴露）し、その反応として生じ

表6　強迫性障害の不安階層表

点数	
100	トイレの便器、ごみ箱のふたを触る。
80	雑巾で床を拭く。
70	ドアノブや電灯のスイッチを触る。
50	洗濯機のボタンを触る。
30	ほかの人が座っている椅子に座る。

る強迫行為は行わせない（反応妨害）、というものです。一般的には暴露したときの不安感や不快感、また強迫行為への衝動は強いので、それらの低いところから段階的に暴露していきます（段階的暴露）。

まず、避けていることや恐れていることを抽出し、不快や不快、強迫行為への衝動の程度を点数化し、順位をつけていきます。例えば、絶対に触ることのできないものを一〇〇点とし、まったく問題なく触ることのできるものを〇点として、具体的な事柄に点数をつけていきます。例として、入院中の患者さんが作成した階層表を表6に示します。

できそうなことから始めていきます。ただ、誰かがいっしょに触るとその不安度・不快度は減少するので、最初は治療者や家族などがいっしょに行い、慣れてきたら一人で行うようにします。そして、徐々に点数の高いところに進んでいきます。例えば、不潔恐怖の人であれば、避けているところに触れ、いつもであれば手洗いをするところを手洗いはしない。本人が触ることができるかもしれないというところと、絶対に触ることができないというところがあります。そこで段階的に触れられるかもしれないところから、徐々に絶対に触ることができないところに向けてレベルを上げていきます。

a　悪循環を分析する

強迫症状はさまざまです。したがって暴露の対象を何にするのか、妨害すべき反応は何なのかを決めていかなければなりません。したがって、その人その人の強迫症状の分析をしていく必要があります。

手洗いをとってみても、それを行うきっかけとして不吉なことが浮かんでしまい、それに伴う不安を中和するための場合もあり、ものに触れて重大な疾患に感染してしまうのではないかということがきっかけの場合もあります。暴露の対象は、前者は不吉なことを考えることであり、後者では触るのを避けているものになります。さらに自分が感染するだけではなく、汚染された自分がものを触ることにより汚染を広げてしまうという不安がある場合があります。そのときには、避けているものに触ったあとに自身や周辺のものにも触れさせることが暴露となります。また、手洗いのパターンにしても何時間も続けて途中でやめることができない場合もあれば、やめることはすぐにできるがまたすぐに手洗いを再開する人もいます。反応妨害はともに手洗いまでの時間を延ばすことですが、前者では手洗いを途中でやめることもテーマになります。というのは、私たちは日常生活の中で何度か手を洗わなければならないからです。

では、毎日四時間入浴している人の場合にはどのようにすればよいのでしょうか。この場合、入浴することが暴露となります。このような人では、毎日長時間入浴するのは非常に大変なので、疲れ果て、結局週に一回とか月に一回、ときには年に一回の入浴となり、かえって不潔な状態となっています。すなわち、入浴するということを回避するようになるのです。では反応は何なのでしょうか。入浴の仕方や体の洗い方に手順があり、それを一つ一つ満足しながらこなしていかないと不安、不快となってしまっていることがあります。例えば、左腕の前腕を五回ずつ洗って、次は上腕、そして左腕の前腕、上腕……と続きます。ただ、本当に五回洗ったのか、本当にきれいになったのか、洗い残しはないのかと洗っている（強迫行為）うちに、不安や不快、強迫衝動が生じてしまい、長時間の入浴となってしまいます。したがって、反応妨害は満足しないうちにやめることとなるのですが、どのようにすればよいでしょう。きれいに洗わなければいけないという信念に対する疑念がきちんと洗ったかというものなので、きれいにならなくてもやめる、きちんと洗っていなくてもやめるということが重要になります。そして入浴総時間を制限するとか、体を洗う回数を制限することになります。

b　不安、不快、衝動の点数化

暴露する前に、不安感や不快感、衝動を点数化します。そして暴露したあとも定期的に点数をつけていきます。例えば、暴露前を〇分として、暴露後、十五分、三十分、四十五分、六十分に不安感や不快感、衝動の強さを点数として記録します。点数化することによって不安や不快、衝動の減少を客観的に知ることができます。この場合、それぞれを別々に点数化する必要はなく、まとめて単純化しておいたほうがよいかもしれません。

では、暴露してから反応せずにどのようにして三十分なり六十分なり待てばよいのでしょうか。不安なり不快なりをじっと我慢することは大変です。最初はテーマを決めておいて誰かと会話をするとか、散歩をする、テレビを観る、新聞を読むなど別のことをしてみることもよいと思います。しかし、このことがむしろ不安や不快、衝動から注意を背け、新たな儀式をつくってしまうのではないかとの心配があるかもしれません。したがって、途中で点数化して「不安、不快から注意をそらさない」ようにします。また、強迫性障害の治療の最終目標は、一日の多くの時間を強迫行為に費やしているため強迫症状により失ってしまった、その人がもともと行いたかったことや行うべきことができるようになることなので、まずは一般日常的なことを行っていければよいのです。

c　パイ・チャート

さて、ここでパイ・チャートというものをご紹介しておきます。自分の行為が予想している悪いことにどれぐらい責任があるかというのを、食べ物の丸いパイで自分が食べる分を切るときのように割りつけてみるというものです。例えば、自分がトイレから出たときに十分に手を洗わずに何かに触れたら、ほかの人が病気になってしまう、という不安があり、そのために一日に何十回と手を洗ったり、一回に何十分と手を洗ってしまうとし

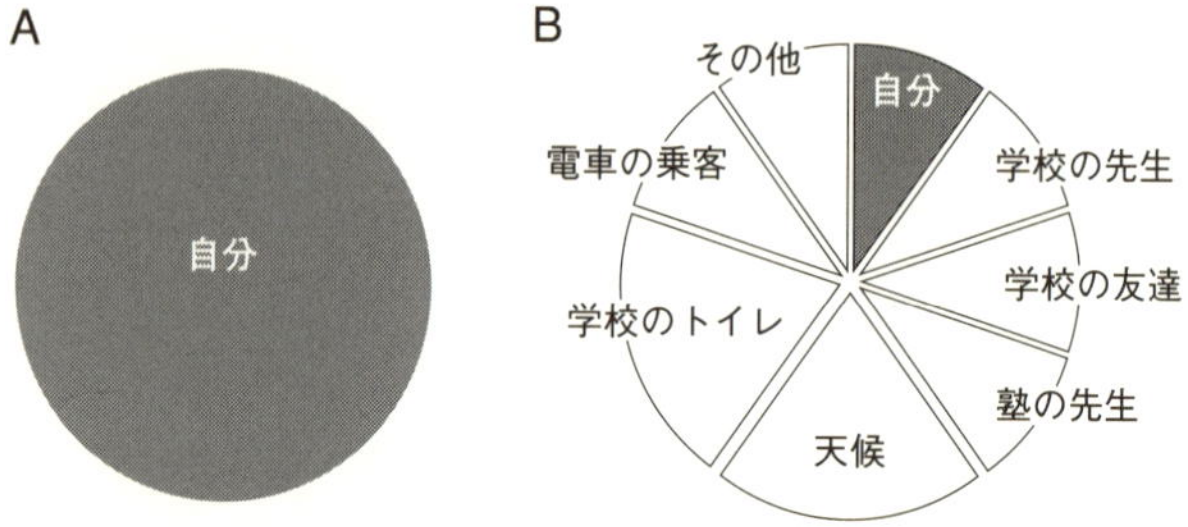

子どもが病気になったことに対する責任の所在

図15　パイ・チャート

ます。さて、小学生の息子が病気になりました。あなたが十分に手を洗わなかったことがその病気にどれぐらい影響しているかをパイに書いてみましょう。すると図15のAのようにほとんどが自分の行為のためとなります。しかし、その日子どもは学校に行って先生や友達に接触している し、塾にも行っている。またここ二、三日急に寒くなった。そうそう学校のトイレにも行っただろうし、電車にも乗っている。すると、図15のBのようになり、自分の責任というのは少なくなります。このように、自分の責任を過剰に評価している場合には、ほかの要素の責任も考え、パイ・チャートにします。このことによって、はっきりと可視化して自分が責任を過剰に取り扱っていたということがわかります。責任など過剰な信念を修正する場合に有効な方法です。

私たちの経験では、いくつかの事柄について暴露反応妨害法が成功すると、ほかの事柄にもそれが派生していくようです。またストレスなどで再発することもありますが、暴露反応妨害法を身につけると再発時には比較的早期に回復すると思われます。

強迫性障害が若年期に発症し生活障害に大きな支障をきたしている場合、強迫症状がなくなり、それまで強迫症状に費やしていた時間をどのように使うか、それが大きな問題になることがあります。周囲の協力を得ながら、あきらめずに有効に使っていくよう頑張っていただきたいと思います。

ポイント

—強迫性障害の治療は薬物療法、精神療法ともに有用である。
—強迫思考を消そうと努力するのではなく無視する。
—不安、不快、衝動は自己コントロールできないが、自然におさまることである。
—避けていることを行い、反応として行っていることをやめることが治療である。
—避けていることを点数化してできそうなところから段階的に行う。
—不安や衝動の変化を点数化することは大事である。

V

疼痛性障害と心気症

1　疼痛性障害と心気症の症例

痛くて困っているのに病院ではいつも「異常なし」と言われ、重大な病気を見逃されているのではないか不安でしかたない。

症例▶五十六歳の男性、事務職。腰とお腹が痛くて眠れず困っている。三年前に腰の痛みを感じ、徐々にひどくなったため整形外科を受診した。ＭＲＩ（磁気共鳴画像）検査などの検査を受けたが、とくに異常はなく、そんなにひどい痛みが出ることはないと医者に言われた。しかし、こんなに痛いのだから何かがあるはずだと考え、ほかの病院も受診した。しかし、そこでも脊髄や骨に異常はないと鎮痛剤だけ出された。昼間仕事をしているときにはそれほど痛みは強くないが、夜横になると痛みがひどくて寝返りばかり打ち、なかなか寝つけない。朝早いので結局毎日四時間程度しか寝ていない。三カ月ほど前にへそのまわりにしくしくする痛みを感じて、変だなと思ったが、とくに下痢や便秘もなかったので様子を見ていた。しかし一カ月たっても痛みがなくならず、むしろひどくなってきた。そのため、近くの胃腸科を受診したがやはり異常はないと言われた。痛みは夜寝る前にひどくなるので、脊髄とか神経がおかしくて、腰痛からお腹の痛みもきているのではないかと心配するようになり、大きな病院で診てもらおうと受診した。すると、消化器内科から精神科を紹介された。本人にしてみれば、「こんなに痛いのになぜ精神科なのか」と不満はあったが、「うつ病かもしれないから」と言われ、しぶしぶ受診した。

症例▶十九歳女性、専門学校生。X年12月はじめの期末試験の最終日から腹痛、下痢、微熱が始まった。年末から年始にかけて友人たちとスノボー旅行に行くことを楽しみにしていたため、治らないと困ると不安になった。翌日に胃腸科クリニックを受診したところ軽い急性腸炎と言われ薬を出された。しかし、それ以降も何となく胃腸の調子が悪く、だるさも続いていた。そのために別のクリニックや病院を受診

胃腸症状に気をとられ、重大な病気になっているのではないかと不安でしかたがない。

したが異常なしと言われた。しかし、本人としては下痢気味の状態が続き、だるさも続くため、何か重大な病気が見逃されているのではないかと不安であった。旅行は胃腸薬をもらい何とか行くことができたが、それ以降もだるさが続いており、再度別の病院を受診した。やはり検査で異常がないため、精神科受診を勧められて紹介受診となった。

症例▶三十四歳女性。夏のある日、買い物の帰りにフラフラして、体が浮く感じがして、不安になり、A病院の救急外来を受診した。しかし内科的にはとくに問題ないと言われた。その後もその感じが続くためいくつかの病院を受診したが、異常はないと言われた。しかし、何となく元気がなくなり、一日寝込んでしまうようになった。二カ月ほどすると「癌になっているけど見つけてもらえない」「食べても太らないのは癌に栄養がとられているから」「フラフラも治らない」「心臓の動きも悪くなってきた」などと発言するようになり、朝から何度も

ちょっとしたふらつきに不安になり、病院で異常なしと言われたが、重大な病気が見逃されているとどんどん不安が強くなっている。

家族に脈をとってもらうなど、家族も疲弊してきた。ある病院を受診したところ、精神科で診てもらうようにとメンタルクリニックを紹介された。本人としては「癌か何か体の病気なのに何で精神科なの?」と不満であったが、家族にも説得され受診した。医療機関で癌などの重大な病気は否定されていることを本人に確認すると、「でもこれだけ体調が悪いのだから、絶対に悪い病気にかかっていると思う。精神科ではなくて、もう一度総合病院で検査してほしい」と話していた。

最初の五十六歳の男性は疼痛性障害《とうつうせいしょうがい》であり、二番目と三番目の女性は心気症《しんきしょう》と考えられます。本人たちはいずれも体の症状を自覚しているのに異常がないと言われ、かえって不安となっている状態です。

疼痛性障害と心気症は、米国精神医学会による『精神障害の診断と統計の手引』(DSM-Ⅳ)で表7のように定義されています。すなわち、疼痛

表7

疼痛性障害	心気症
● 1つまたはそれ以上の解剖学的部位における疼痛*が臨床像の中で中心を占めており、臨床的関与が妥当なほど重篤である。 ● 心理的要因が、疼痛の発症、重症度、悪化、または持続に重要な役割を果たしていると判断される。	● 身体症状に対するその人の誤った解釈に基づき、自分が重篤な病気にかかる恐怖、または病気にかかっているという観念へのとらわれ。 ● そのとらわれは、適切な医学的評価または保証にもかかわらず持続する。

性障害というのは心理的要因から痛みが出ていて、その痛みの始まりや重症度、悪化したり持続したりすることにも心理的要因が関与しているものです。また心気症でも身体症状を訴えるのですが、それについて重大な病気からきているなどと医学的にまちがった解釈をしてしまい、またとらわれてしまっているものです。

このように、疼痛性障害でも心気症でも、本人が訴えている症状を引き起こすような体の病気がないか、またはあったとしてもそれほどひどくないといえます。疼痛性障害では痛みが中心

***疼痛**　ずきずき痛むこと。うずくような痛み。

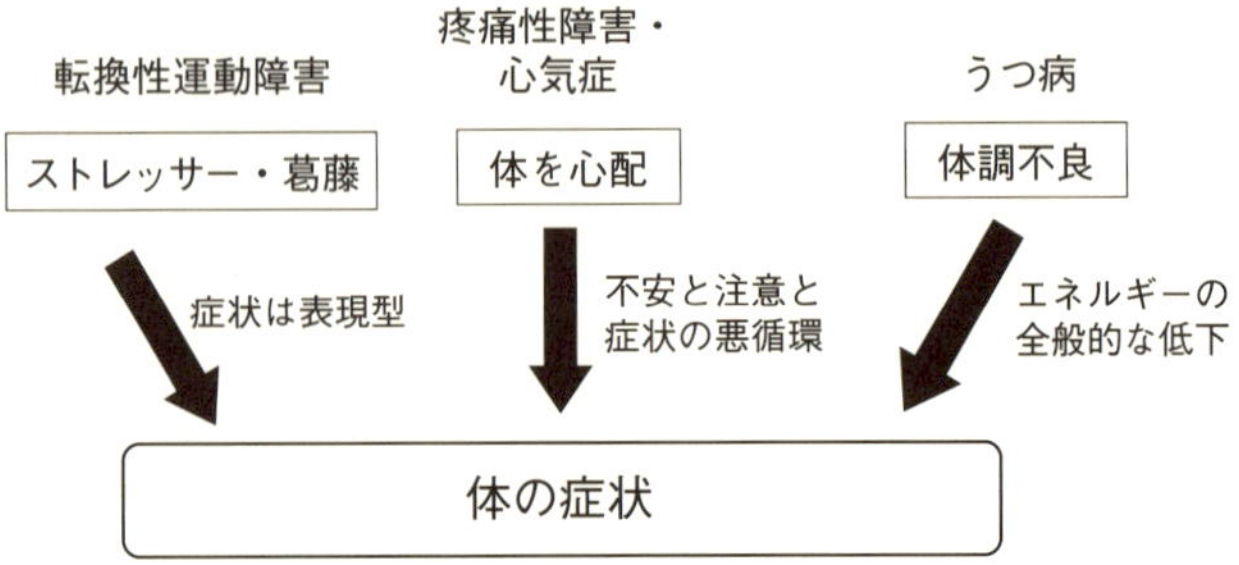

図16

の症状であり、心気症では重大な体の病気があると信じて症状にこだわってしまいます。ただ注意すべきことは、うつ病やほかの精神障害などの症状またはそれらが併発していないかということです（図16）。例えば、うつ病の場合にはエネルギー全体の低下があり、体の症状はうつ症状が改善するとともに消えてきます。また、生活上にストレッサー*や葛藤があって、体の一部が機能しなくなってしまう転換性運動障害と呼ばれるものがあります。例えば、アルプスの少女ハイジに出てくるクララが呈していた症状などがそれにあた

＊ストレッサー　心身に負荷をかけている原因。

ります。クララは立ち上がることができず（失立）、歩けない（失歩）という症状でした。このような場合には問題となっているストレッサーや葛藤の解決に目を向けなければなりません。今回は「症状に不安を抱き症状が悪化し維持されている」ものを取り上げますので、クララのような症状には別の対応が必要となります。

2　感覚と注意——感覚の門

私たちの体の内部ではさまざまなことが起きています。心臓は止まることなく動き、胃腸も動いています。当然、倒れないように常にバランスをとっています。また目や耳だけではなく、痛覚や触覚などを通して、外部の情報・刺激を受けています。しかし、日常生活の中でそれらの情報や刺激がいつも意識に上っているわけではありません。例えば、椅子に座ってテレビを観ているときに、お尻が椅子に触れている感じや手が肘かけに置かれている感覚のことなど意識に上りません。しかし、言われてみれば、またはそれらに注意を向けてみると気がつきます。何か運動競技をしているときにぶつかり合ったり、多少のけがをしたとしても、競技に夢中になっているときにはその痛みに気づかないことが多いものです。競技が終わりリラックスした状態になると、それらの痛みに気づきます。いいかえれば、いちいち体の内部や外部から受け取る情報や刺激を意識に上らせていたら、まともに集中してものごとができません。何か別のことに集中しているときに意識に上るのはよほど大事なこと、危険信号ということでしょう。このように体の内部または外部からの信号を無意識のうちに弱めて意識に上らないようにするとともに、注意を向けるとそれら信号を鋭敏に受け取り認識するような機序が働いています（図17）。これを感覚の門*といいます。普段はこの門は閉じているのですが、注意を向けると開き、注意を向けた部位の感覚情報がどんどん意識に上ってきます。

***感覚の門**　生体にとってあまり重要でない感覚刺激は意識に上らせず、重要な刺激は過剰に意識に上らせる機能。

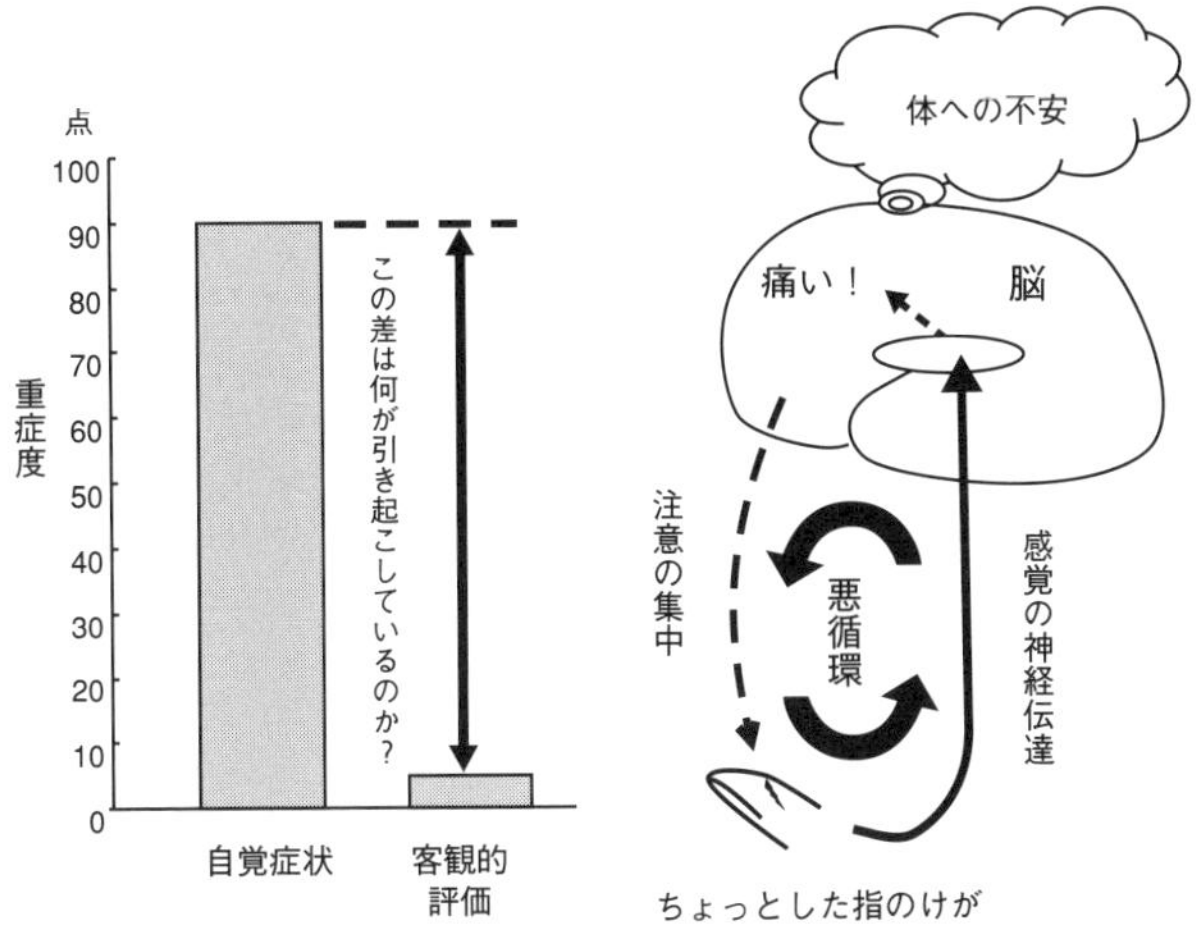

図17　注意と痛み、不安の悪循環

私は精神科医であり、パニック障害や心気症の患者さんたちの診療を行っているので、この感覚と注意、そして不安について、自分も体験できるかなと思ったことがあります。夜、床に入って電気を消して静かになったときに自分の鼓動に注意を向けてみます。すると、普段は運動したり緊張したときにしか感じない鼓動を感じ取ることができるのです。興味深いのは、その鼓動がだんだんと大きくなり、不規則になってくるような気がして、胸のあたりが締めつけられるような感覚もして、不安になってくることです。私は「これは正常な現象」とわかっているので、結局知らないうちに寝てしまいます。しかし、そのような知識がないと、この不安を伴う現象を「危険信号」であると考えてしまう認知の歪み*が生じる可能性があります。

ポイント
——注意を向けると感覚は鋭敏になる。

3　不安と注意、感覚、行動の悪循環

普段意識していないような正常な生理現象は注意を向けると意識に上

*認知の歪み　34ページ参照。

り、いつもは意識していないので異常な感覚と感じてしまうことがあります。そうすると「病気なのではないか」と不安になります。このように不安になると、この異常な感覚に注意をさらに向けてしまうため、さらにその異常な感覚を拾い上げてしまいます。そのためさらに不安となり、異常な感覚が強まるという悪循環を起こします。

おかしいと思って医療機関を受診しますが、異常なしと言われます。「こんなに異常なのに何もないなんておかしい。何か重大な病気を見逃されているのではないか」といろいろと検査をしますが、異常な感覚と一致する病気を見つけてもらえず、不安は強まるばかりです。するとどうでしょう、その異常な感覚のことばかり一日じゅう気にしてしまい、朝から何度も脈を測ったり、異常のある部分に触れるようになります。病気かもしれないし、異常な感覚がつらいし、普段行っていた行動をやめるという回避行動や安全行動*をとるようになり、臥せってしまいます。

横になって何をしているのでしょうか。異常な感覚の探索をして重大な

*回避行動、安全行動
30ページ参照。

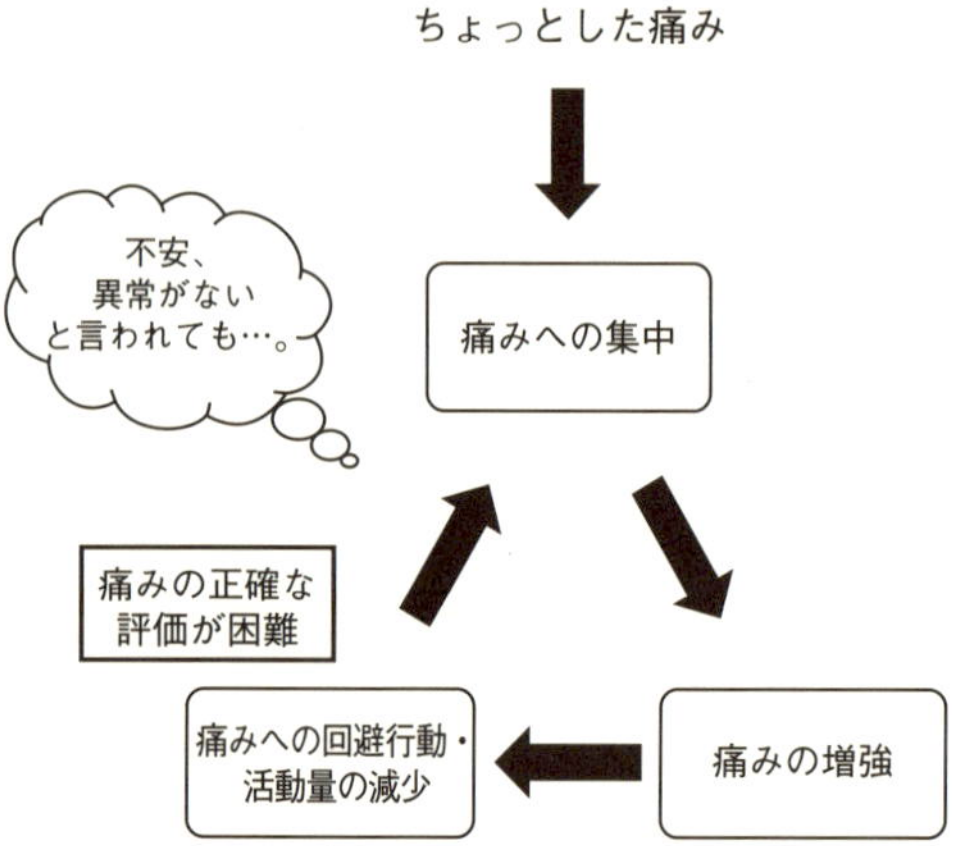

図18

病気について心配ばかりしてしまいます。またこの痛みさえなければと思い悩むようになります。結局、行動は減少し、四六時中、異常な感覚に注意を向けてしまい、異常な感覚のためにさらに行動量は減少していきます（図18）。

回避行動や安全行動をとるため、その異常な感覚は本当に日常生活を妨げるほどのものなのかどうかを確認する術を失ってしまうことなります。
森田療法ではこのような現象についてヒポコンドリー性基調と精神交互作用として説明しています。

「いたずらに病苦を気にするという精神的基調（ヒポコンドリー性基調）から起こり、注意はつねにそのある一定の感覚に集中し、注意が深くなれば感覚も鋭敏になり、感じが強ければしたがって注意もこれに集中するようになって、次第にその異常感覚を増強していく（精神交互作用）ものである」

足の痛みがあるのに整形外科でも神経内科でも「異常なし」と言われ、痛みがひどく歩けなくなってしまっている。痛みのために何もできず、終日座ったり横になったりという生活になる。そして、常に痛みのチェックをする。医者に「異常はない」「この程度ではそんなに痛みが出るはずは

＊ヒポコンドリー性基調　森田療法で用いられる用語で、自分の心身の状態や変調などに過敏に反応する傾向をもつ、生まれもった神経質の素質のこと。
＊精神交互作用　森田療法の用語で、ある感覚に注意を集中すると、その感覚は鋭敏になり、この感覚鋭敏はさらに注意をその感覚に向けてしまい、その感覚をますます増強にするという精神過程。
出典　森田正馬『神経衰弱と強迫観念の根治法』（森田療法シリーズ）白揚社、一九九五

ない」と言われ、この痛みさえなければと思っても、激痛がくるのが怖くて立ち上がることもできず、ましてや歩くこともできない。そのために、その痛みが本当に日常生活を障害するほどの痛みかどうかの確認ができなくなっているのです。

ふらつきであれば常時ふらつきについてチェックしてしまいます。倒れないようにと変なところに力が入り、結果的に不自然な姿勢をとってしまいます。本来ふらつきは無意識のうちに自動修正されるものなのに、意識的に修正しようと不自然な姿勢をとるので、ふらつきはかえって強まります。また、一人で外出しなくなり（回避行動）、杖をついて歩く（安全行動）ようになります。そのため「本当は倒れないのだ」という体験をしていないので、いつまでもふらつきは治りません。また、脳外科や神経内科、また全身的な疾患かもしれないと内科を受診しますが、異常がないと言われます。けれども、「やはり何か重大な病気にかかっているにちがいない」と強く考えるようになります。

疼痛性障害、心気症とは異なりますが、顔や体の一部の形が変であると気づき、その異常が気になり、毎日朝から何時間も鏡の前で自分の顔をじっと見つめて異常を確認し、こんな異常な顔では人前に出られないと悩み、気分が落ち込み、引きこもってしまうという*醜形恐怖《しゅうけいきょうふ》というものがあります。このような状態では、ほかのことに関心をもてなくなり、いつも鏡の前でその異常を観察し、ときに決意して美容整形外科を受診します。これも自分自身に注意を過剰に向けてしまって不安になり、さらに注意を向けるようになるという悪循環に入り込んでいる状態です。

ここで重要なことは、このように痛みや異常な感覚は悪循環で増悪しており、本人は本当に痛いとか異常な感覚と認識して苦しんでいるということです。痛みや異常な感覚などの症状が、客観的（医学的検査や体の病気・けがの診断）には異常がないと判断されても、本人がその症状で苦しんでいることを忘れてはいけません。

***醜形恐怖**　自分の外見に欠点があるという考えにとらわれ、過剰に心配する症状。

ポイント

—痛みやふらつきなど、症状を避ける行動は症状の改善を妨げる。
—症状への注意の集中は症状を悪化させる。

4　疼痛性障害と心気症の治療

まず心配しているような痛みや症状の原因となっている体の病気がないことを確かめることが重要です。ただ、検査がまだ不十分ではなく、検査結果から標準的に考えて病気がないと医学的に判断するレベルの確認のための検査が行われるべきです。そして個々の症状に合わせた対応が必要となります。治療としては選択的セロトニン再取り込み阻害薬*（ＳＳＲＩ）を中心とした抗うつ薬や抗不安薬などを中心とした薬物療法と、精神療法

＊選択的セロトニン再取り込み阻害薬（ＳＳＲＩ）175ページ参照。

が用いられます。精神療法として認知行動療法[*]などがあります。先に述べたような不安と注意、感覚、行動の悪循環を断つということが治療の中心となります。森田療法でも同様の視点で治療がなされていきます。

認知行動療法では、次のような流れで治療を進めます。

疼痛性障害や心気症では身体症状に対して不安であるために、その違和感に注意を向け、その症状が増悪してしまうという悪循環が成立していきます。そしてそれを生理的な現象としてではなく病的な現象と受け止めてしまう認知の歪みがあります。本人が苦しんでいる体の症状の原因となる異常がない、または異常があったとしても本人の訴えは過剰であると言われても、本人は実際に「体の症状を感じている」ので、異常がないということを受け入れることができなくなっています。いいかえれば、この認知の歪みは体に異常はないという説明だけでは修正することはできません。したがって、疼痛が生じる身体的原因がないことや、考えている病気の身体

＊**認知行動療法**　症状の発現や維持に関連する行動や認知の問題を、学習理論などの行動科学理論や行動変容の技法を用いて修正していく治療法。

的な症状の特徴を理解するとともに、注意と不安、感覚の鋭敏化についても理解しなければいけません（「不安とそれに関わる症状」の章の4（13ページ）参照）。そしてそれは正常な生理現象の延長線上にあることを理解しましょう。

次に、別の悪循環についてアプローチします。症状のために安全行動や回避行動、*症状の確認行動をしています。例えば、足に痛みがある場合には痛みの増悪を恐れ、松葉杖や車椅子を使うようになります。何か悪い病気があるのではないかと一日に何度も血圧や脈拍を測り、医療機関の受診や検査を繰り返します。終日症状のことを考え、行動範囲は狭まり、臥せってしまうようになります。このようなことがさらに症状を確固たるものにつくりあげてしまいます。したがって、行動パターンを修正するとともに、認知の修正も図っていきます。*醜貌《しゅうぼう》恐怖《きょうふ》の場合でも毎日鏡の前に何時間も座って確認するという症状の確認行動があり、その症状のために人前に出るときには何となく手でその部分を覆い（安全行動）、またただんだ

＊症状の確認行動　気にしている症状が出ているかどうかを確認すること。

＊醜貌恐怖　醜形恐怖の中で、とくに自分の顔や鼻、目などにこだわるもの。

んと外出を控えるようになり（回避行動）、それによって症状を中心とした生活となってしまうのです。

(1) 症状形成の機序の説明

不安と注意、感覚、行動の悪循環を説明します（149ページの図17、152ページの図18）。まずは、症状と注意の関係についても体験することが大事です。

「今、椅子に座っていてお尻が椅子に触れています。また手が腿の上にありますね。私がそう言うまで、お尻が椅子に触れている感覚や手が腿の上にある感覚はありましたか。そう言われてみると、だんだんとその感覚が強くなってきませんか」

今まで注意の向いていなかった体の部位に注意を向けてみると、その部位に関する感覚の変化を体験することができます。

「指にちょっとした傷があるときに、赤ちゃんをお風呂に入れるとします。赤ちゃんをおぼれさせるわけにはいかないので赤ちゃんに注意が向いて、指に傷があることを忘れてしまいます。でも一人で入浴するときに同じ傷を見ながらその指を湯船に浸けようとすると、その傷が湯船に浸かる前からズキンズキンと痛みだします」(図17)

注意と感覚の鋭敏化について〝とりあえず〟理解してもらいます。

また医療機関での診断や説明に納得がいかず、いろいろと受診を繰り返すことも症状の持続と悪化につながっています。医療機関での診断や説明は本人の悩んでいる症状を否定する内容となるため、本人にとっては、また見逃された、本当は何の病気だろう、とよけいに不安を引き起こしています。もしどうしても納得がいかないというのであれば、一度だけ検査を受け、もし従来と同様に異常がないと診断されたら、もう身体疾患の検索のための受診はしないことです。また醜形恐怖であれば、鏡の前に何時間も座るという行動をやめる必要があります。

(2)　行動の拡大

注意を向けている症状と行動について、体験を通して修正していかなければなりません。すなわち、症状のために行っている安全行動や回避行動をやめるのです（図18）。例えば、足の痛みのために車椅子を使用（安全行動）して歩かなくなっています（回避行動）。ここで行うべき行動の修正は、安全行動や回避行動をやめる、すなわち、歩くことになります。森田療法でも同様に症状と行動の関係について述べられており、治療もこの考え方の延長となっています。

「（略）もし患者が一途にこの苦痛を取り除こうとあせることをやめて、静かに自身を観察することができるならば、自らその病の性質もわかるべきはずである。（中略）ずぼらにしているときにはかえって悪く、仕事に熱中したり、活動の調和を得たときには頭痛がなくなり（略）」

出典　森田正馬『神経衰弱と強迫観念の根治法』（森田療法シリーズ）白揚社、一九九五

行動量が減少し行動範囲が縮小すると、注意は症状に向かってしまい、症状は維持されます。そのため行動拡大が必要となります。行動量が増え行動範囲が広がると、注意も症状以外に向かうために症状は改善してきます。また、行動量が減少し行動範囲が縮小すると、本人自身が症状を適切に評価する機会が減ってしまいます。痛いけれど生活で必要な行動はできるかもしれないのに、行動しないので痛みがその行動に耐えうるものかどうかがわからないままでいるというわけです。別のいい方をすれば、痛みへの恐怖によって可能な行動もできなくなっているのです。したがって、行動してみて、痛みはそれに耐える重症度なのかどうかを評価することが大事なのです。

(3) 段階的拡大と症状観察

本人は痛みに対して不安をもっているので、すべての安全行動、回避行

表8　ふらつき（心気症）の不安階層表

点数	
100	急な階段の昇り降り。
80	歩道橋を一人で渡る。
70	交通量の激しい歩道を一人で歩く。
50	駅などの人ごみを一人で歩く。
40	近くのコンビニに一人で行く。
30	自宅の階段を手すりに触れずに昇る。
20	自宅内を壁に触れずに歩く／洗濯物を干す。

動を一気に中止することは困難です。したがって、段階的に行う必要があります。絶対にできない行動を一〇〇点、問題なくできる行動を〇点として、行動を列記し点数化します。このように段階的に*暴《ばく》露《ろ》していくというのは、*パニック障害や*強迫性障害で使用される考え方と同じです。不安が症状の維持と増悪に関与しているので、不安度の小さいことから始めていきます。当然、人によって安全行動や回避行動は異なるので、一人一人別々に作成します。ふらつきが主たる症状の人の例を表8に示します。

　この場合も、信頼できる人がそばにい

***暴露**　不安や恐怖のために避けている場所や状況にさらすこと。

***パニック障害**　「パニック障害」の章（39ページ）参照。

***強迫性障害**　「強迫性障害」の章（103ページ）参照。

たり、時間が短くなると、点数が減ります。援助してくれる人の有無や時間の長短によって不安度が異なりますので、同じことを行うにも最初は家族に見守ってもらって五分だけにしてみる、などとし、徐々に難易度を上げていきます。そして、そのような暴露をしても倒れることはなかったというのを確認することが大事です。

また暴露していくときには、その前後の症状の点数をつけます。例えば、自宅の階段を手すりに触れずに昇るというチャレンジをします。昇る前のふらつきの点数、昇っている最中のふらつきの点数、昇った直後のふらつきの点数をつけるのです。もし、いずれのふらつき点数も変わらなかったら、または悪化していたとしたら、そのふらつきでも階段を手すりなしで昇ることができるという証拠となります。このことは患者さんにとっては心理的に受け入れづらいことかもしれません。ふらつきがあっても行動できたのにしなかった、と周囲からも受け取られ、精神的に弱いと思われてしまうと不安かもしれないのです。しかし、例えば二本足で立つ人間にとってふらついて倒れるということは「頭を打って死ぬ」ことにつながり、人間の生命にも影響する重大なことがらです。そのような重大なことがらに関係した不安ですから、そう簡単に一人で行動を広げていくことはできないでしょう。したがって、本人には何とかチャレンジする勇気をもつことと、支援する人にはその不安を理解する必要があります。

(4) 診療場面での暴露と自己評価

診療場面というのは、患者さんにとって不安である一方、悪いことが起きても対応してもらえる場所という安心感もある場面です。したがって、診療時間が許せば、そこで行動拡大を図ることも有効でしょう。

次に、私が経験した足が痛くて立ち上がれなかった患者さんとの会話を記してみます。

治療者　今、痛みは何点ですか。

患者さん　八〇点です。
治療者　立ち上がったら何点ぐらいになると思いますか。
患者さん　そんな……、わかりません！
治療者　支えてあげますから、一分ぐらい立ってみましょう。
患者さん　え、できません。
（患者さんは少し抵抗するが、治療者が少し肩を支え、立ち上がってもらう。しばらく家庭での不便さなどを話す）
治療者　痛みは何点ぐらいですか。
患者さん　……八〇点です。
治療者　二分は経過しましたが、二メートルぐらい歩いてみましょう。
（少し支えながら歩き、そこでそうっと手を放し、治療者はもとの場所に戻る）
治療者　ではここに戻ってみてください。
（患者さんが戻ったところで）

治療者　今は痛みは何点ぐらいですか。
患者さん　八〇点です。
治療者　どうぞお掛けください。よく勇気を出して立ち上がり、歩いてみましたね。やはり八〇点と強い痛みは続いていましたが、何とかこの程度はできましたね。座っていても痛みは八〇点、立っても歩いても八〇点と変わらないのであれば、生活の質を上げるために勇気を出して行動範囲を広げてみたほうがよいと思います。家でできることで五分ぐらい立ってやることはありますか、例えば、洗濯物を干すとか。毎日ご主人がいるときにそのようなことをやってみてください。少しずつ時間を延ばしてみましょう。

この患者さんは立ち上がって歩いても痛みは変化しませんでした。ほかにも痛みが軽くなる人や少し強くなる人がいらっしゃると思います。強くなる場合には話し合って支え方を工夫したり、行動する時間を短くするなど、段階的に対応することによって、行動量、行動範囲を広げていくようにしてみます。

疼痛性障害や心気症は、本人はその症状に悩み苦しみ、生活障害が生じているにもかかわらず、医療機関では異常なしと言われ、家族からも十分な理解を得られないことの多い疾患です。本人は体の問題と思っているので、最初は心理的な機序の説明を受け入れがたいかもしれません。理論を話し、体験を通してそれを理解していただくことが治療となります。この理論は本人のみならず家族も理解することが大切です。ただし、本人が本当に痛い、おかしいなどと感じていることを理解し、共感することがきわめて重要と思われます。

ポイント

—原因検索のための検査や受診は繰り返さない。

—症状のために避けている行動に段階的に挑むことが治療である。

—症状の点数化は治療上重要である。

付録 ● 不安障害の薬物療法

※少し専門的な内容ですが、
薬物療法のポイントについて解説します。

人の脳には約三百億個の神経細胞*があるといわれています。そしてこれらの神経細胞は連係していますが、一つの神経細胞から次の神経細胞に信号が伝わるときには、神経終末から化学物質が放出され、次の神経細胞上の受け皿となる蛋白（受容体）にその化学物質が結合します。このような化学物質にはセロトニンやＧＡＢＡ（γアミノ酪酸）、ノルアドレナリンなどがあり、セロトニンを放出する神経をセロトニン神経、ＧＡＢＡを放出する神経をＧＡＢＡ神経、ノルアドレナリンを放出する神経をノルアドレナリン神経と呼んでいます。

さて、不安と不安に対する体の反応には、セロトニン神経とＧＡＢＡ神経、ノルアドレナリン神経が関係しているといわれています。とくにセロトニン神経の働きが弱いと不安が生じやすくなります。またＧＡＢＡ神経は不安を抑制する働きをします。それに対して、ノルアドレナリン神経は、不安や恐怖を引き起こしたり、血圧や心拍数を高めるなど、不安に対する体の反応を引き起こす働きがあります（図19）。したがって、不安に関係した障害の治療には、セロトニン神経の働きを活発化させる薬と、ＧＡＢＡ神経の働きを活

***神経細胞**　神経系を構成する細胞のうち、刺激を受けて興奮し、またその刺激を伝える能力をもつ細胞。

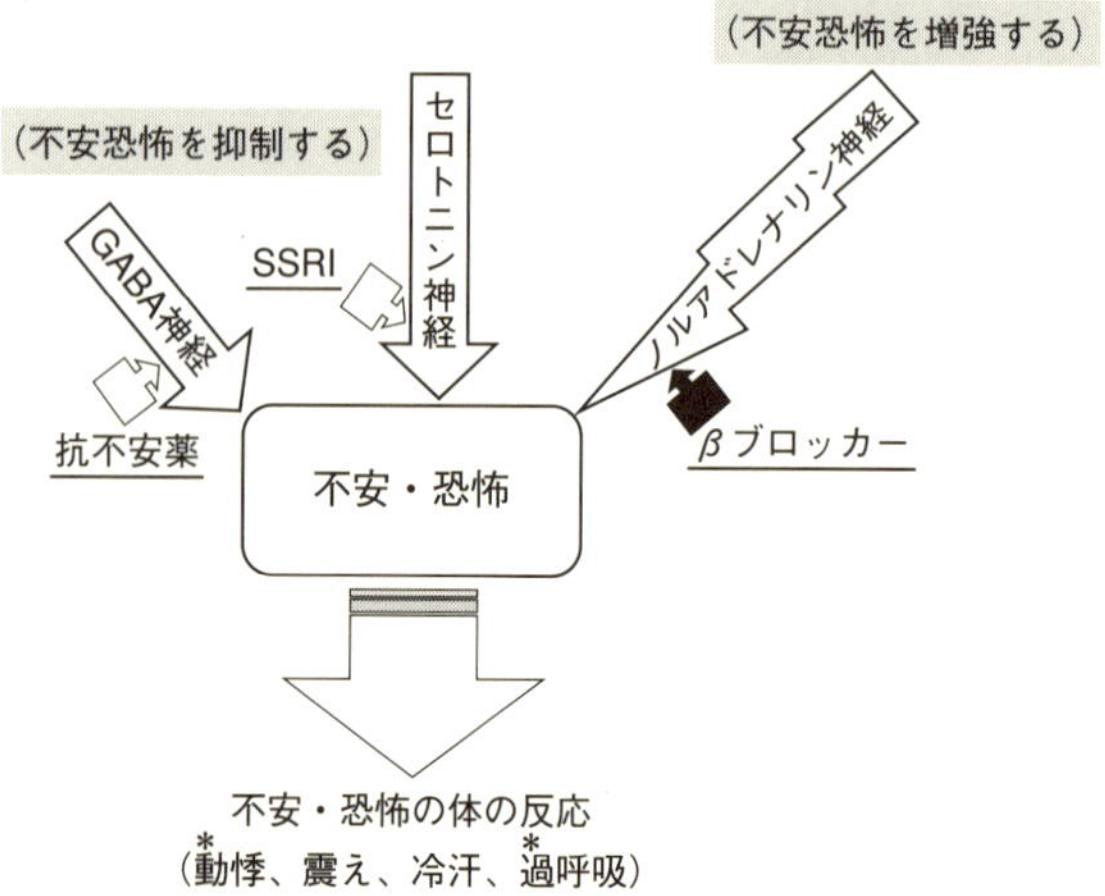

不安や恐怖に関する中枢神経の役割と治療薬

・選択的セロトニン再取り込み阻害薬（SSRI）はセロトニン神経機能を増強して不安や恐怖を軽減します。
・抗不安薬はGABA神経機能を増強して不安や恐怖を軽減します。

・βブロッカーはノルアドレナリン神経機能やアドレナリン神経機能を弱め、不安や恐怖によって起きる体の反応を弱めます。

図19

＊動悸　心臓の鼓動がいつもよりも激しいこと。

＊過呼吸　呼吸の回数が増えて、血中の炭酸ガスが減少し、血液が正常な範囲を越えてアルカリ性に傾いてしまう状態。

発化させる薬を使います。なお、これらの薬は医師によって処方されるもので、その使用法は医師の指示にしたがってください。

セロトニン系抗不安薬

セロトニンの働きを強めて不安の起きやすさを減らします。セロトニン神経は次の神経細胞に信号を送るために「セロトニン」という物質を放出し、次の神経細胞を興奮させます。このセロトニンの受け皿（セロトニン受容体）にはいくつも種類がありますが、その一つにセロトニン1A受容体というものがあります。この受容体に作用して抗不安作用を起こすのがタンドスピロン*（セディール）という薬です。

また、選択的セロトニン再取り込み阻害薬（SSRI）という薬も使用します。セロトニン神経はセロトニンを再利用するために放出したセロトニンをもう一度取り込みます。このセロトニンを汲み上げる部位をセロトニン再取り込み部位といい、この部位を遮断してセロトニンの汲み上げを減らし、

＊本書では薬剤名を「一般名（商品名）」と表示している。
・一般名―薬の化学構造などからつけられている学術名
・商品名―製薬会社が商品化するときに薬品につける独自の名称

セロトニン神経と次の神経細胞の間にあるセロトニン量を増やして、セロトニン神経の働きを活発にし、抗不安作用や抗うつ作用を出します。

SSRIはうつ病の治療にも使われ、現在日本ではフルボキサミン（デプロメール、ルボックス）、パロキセチン（パキシル）、セルトラリン（ジェイゾロフト）が発売されています。ただタンドスピロンもSSRIも抗不安作用が発現するまで三〜四週間かかるといわれていて、即効性はありません。徐々に不安を減らす薬です。

ベンゾジアゼピン系抗不安薬

GABA神経は、GABA神経と次の神経細胞の間にGABAを放出します。GABAは次の神経細胞の細胞膜上にあるGABAの受け皿であるGABA受容体に結合してGABA神経の活動を次の細胞に伝えます。このGABA受容体はベンゾジアゼピン受容体*と複合体をつくっています。このベンゾジアゼピン受容体にベンゾジアゼピン系抗不安薬が結合すると、GABA

＊ベンゾジアゼピン 不安を軽くし、眠気を起こし、筋肉の緊張をほぐし、けいれんを抑える作用をもつ物質。

＊ベンゾジアゼピン受容体 ベンゾジアゼピ

神経伝達が活発になります。抗不安薬や睡眠薬の多くはベンゾジアゼピン系*の薬です。不安や恐怖が生じ、興奮してきたときにはGABA神経がそれらをなだめようとするのですが、ベンゾジアゼピン系の薬はそれを援助してくれます。したがって実際にパニック発作が生じたり不安で落ち着かなくなったり眠れなくなったときに、この抗不安薬を服用すると、GABA神経伝達を強化して落ち着かせてくれるのです。

このベンゾジアゼピン系抗不安薬は数多く発売されています。その使い分けの判断には、それぞれの作用の強さだけではなく作用時間の長さも重要です。例えば、作用時間の短い薬を不安の強い人が飲んだ場合、すぐに効果がなくなるので一日に何度も何度も飲まないといけなくなります。またお年寄りは体内で薬を分解するのに長い時間かかることが多いので、長い作用時間の薬を毎日飲んでいると体の中に蓄積して、だんだん作用が強くなってしまいます。

ところでアルコールもこの複合体に作用します。社会恐怖などで人前に出ることが不安な人の中には、その不安や緊張をほぐすために飲酒する人がい

ンが結合して作用が発現する部位。

＊ベンゾジアゼピン系の薬　ベンゾジアゼピン受容体に結合して作用を起こす薬剤の総称。

表9　抗不安薬の種類

*作用時間		一般名	主な商品名	用量(mg/日)
短*時間型	*半減期～6時間	エチゾラム	デパス	1～3
		クロチアゼパム	リーゼ	15～30
		フルタゾラム	コレミナール	12
		ドフィソパム	グランダキシン	150
中*時間型	半減期12～24時間	ロラゼパム	ワイパックス	1～3
		アルプラゾラム	ソラナックス	1.2～2.4
		ブロマゼパム	レキソタン	3～15
長*時間型	半減期24～100時間	フルジアゼパム	エリスパン	0.75
		メキサゾラム	メレックス	1.5～3
		クロキサゾラム	セパゾン	3～12
		ジアゼパム	セルシン	4～20
		メダゼパム	レスミット	10～30
		クロラゼプ酸二カリウム	メンドン	9～30
		クロルジアゼポキシド	コントール	20～60
		オキサゾラム	セレナール	30～60
		クロナゼパム	リボトリール	0.5～6
超*長時間型	半減期100時間～	ロフラゼプ酸エチル	メイラックス	2
		フルトラゼパム	レスタス	2～4
		プラゼパム	セダプラン	10～20

＊作用時間　薬が作用している時間。
＊半減期　薬を服用すると血中の薬の濃度は最高値に達してから徐々に減っていくが、血中の薬の濃度が最高値の半分になるまでの時間をいう。
＊短時間型　半減期が6時間以内と短い薬。
＊中時間型　半減期が12～24時間と中間的な長さの薬。
＊長時間型　半減期が24～100時間と長い薬。
＊超長時間型　半減期が100時間以上と非常に長い薬。

上島国利編著：抗不安薬活用マニュアル．先端医学社、東京、2006

ます。また寝る前の不安緊張を和らげるために寝酒として使用する人もいます。しかしアルコールはすぐに慣れ（耐性*）が生じて効果が弱まり、徐々に飲酒量が増え、さらには飲酒がやめられなくなってアルコール依存症*が形成されてしまうことがあります。またベンゾジアゼピン系抗不安薬とアルコールはGABA受容体の機能を強化するという点では同じなので、いっしょに服用すると強化しすぎてしまい、過鎮静*や呼吸抑制*、または逆に脱抑制といって理性を失った行動をとってしまうことがあります。ですから、例えば酔っ払っているときに抗不安薬や睡眠薬を服用するというように、いっしょに飲んではいけません。

βブロッカー（β遮断薬）

緊張したり不安になると、動悸がしたり、手が震え、ひどい場合には体全体が震えます。

先に述べたように、中枢ノルアドレナリン神経は不安や恐怖に対する体の

***耐性**　薬やアルコール飲料などを反復して投与するうちに、投与された人がその物質に対する抵抗性を獲得してその物質の効果が低下していく現象。

***アルコール依存症**　アルコール飲料（酒類）を常用した結果、自身の健康や生活上重要なことよりもアルコール飲料を飲むことを優先してしまう状態。

***過鎮静**　気持ちや体の活動を過剰にしずめてしまうこと。

***呼吸抑制**　必要以上に呼吸回数が減り、また呼吸も浅くなり、換

反応を引き起こします。またこのときに末梢神経である交感神経[*]を活発化させます。交感神経伝達に関わっている物質はアドレナリン[*]です。ノルアドレナリン神経や交感神経は次の神経に信号を伝達するときにノルアドレナリン[*]やアドレナリンを放出します。ノルアドレナリンやアドレナリンは次の細胞の細胞膜上にある受け皿に結合して、その信号伝達が完成します。

　何種類もの受容体がありますが、その中にβアドレナリン受容体という受容体があります。このβアドレナリン受容体を別の物質で塞いでノルアドレナリンやアドレナリンの結合を防ぐと、不安や不安に対する体の反応が軽減します。

　βブロッカーというのはこのβアドレナリン受容体を遮断する薬です。したがって、パニック発作や手の震えなどを軽くしてくれます。日本では不安障害の薬としては保険では認められていませんが、欧米ではよく使用されています。

気量が減ること。

＊交感神経　体内のさまざまな器官に広く分布する神経で、末端からアドレナリンやノルアドレナリンが分泌して、生体を活動的にする。

＊アドレナリン　副腎《ふくじん》から放出されるホルモンで、心臓や筋肉など体を活性化して戦闘態勢に移行させるような役割をもつ。

＊ノルアドレナリン　交感神経の末端から分泌される物質で、交感神経の支配を受けている細胞に神経刺激を伝達する。

参考図書

○Clark, D. M., Fairburn, C. G. 編（伊豫雅臣監訳）『認知行動療法の科学と実践』星和書店、東京、二〇〇三

○Gelder, M., Cowen, P. and Harrison, P.: Shorter Oxford Textbook of Psychiatry, 5th ed. Oxford University Press, 2006.

○岩井寛・阿部亨著『森田療法の理論と実際』金剛出版、東京、一九七五

○上島国利編著『抗不安薬活用マニュアル』先端医学社、東京、二〇〇六

○北西憲二・中村敬編著『森田療法』ミネルヴァ書房、京都、二〇〇五

○森田正馬著『神経質の本態及び療法』「精神医学古典叢書8」創造出版、東京、一九二八

○森田正馬著『神経衰弱と強迫観念の根治法』「森田療法シリーズ」白揚社、東京、一九九五

○高良武久著『森田療法のすすめ　ノイローゼ克服法』「森田療法シリーズ」白揚社、東京、一九九七

索引

【さ】

【は】

■著者紹介

伊豫 雅臣（いよ まさおみ）

1958年 4 月　東京都生まれ
1984年 3 月　千葉大学医学部卒業
1985年10月　国立精神・神経センター精神保健研究所薬物依存研究部研究員
1988年10月～1989年9月　NIH米国立老化研究所神経科学研究部客員研究員
1991年 4 月　国立精神・神経センター精神保健研究所薬物依存研究部室長
1997年 1 月　浜松医科大学精神神経医学講座助教授
2000年 6 月　千葉大学医学部精神医学講座教授
2001年 4 月　千葉大学大学院医学研究院精神医学教授（組織改変による）
2005年 4 月　千葉大学社会精神保健教育研究センター長 兼任
現在に至る

医学博士、精神保健指定医

日本精神科救急学会副理事長、日本脳科学会理事、日本アルコール精神医学会理事、ニコチン・薬物依存研究学術フォーラム理事、日本神経精神薬理学会評議員、日本精神神経学会会員など

専門：精神疾患の病因・診断・治療に関する生物学的研究、薬物依存、臨床精神薬理、認知行動療法

不安の病

2009年8月24日　初版第1刷発行

著　者　伊 豫 雅 臣

発行者　石 澤 雄 司

発行所　株式会社 星 和 書 店

東京都杉並区上高井戸1－2－5　〒168 - 0074
電話　03(3329)0031（営業）／03(3329)0033（編集）
FAX　03(5374)7186
http://www.seiwa-pb.co.jp

　Printed in Japan　ISBN978-4-7911-0716-2